U0869654

闪耀

Shining

（张萌 · 著）

電子工業出版社
Publishing House of Electronics Industry
北京 • BEIJING

图书在版编目（CIP）数据

闪耀 / 张萌著. -- 北京 : 电子工业出版社, 2025. 7. -- ISBN 978-7-121-50614-7

Ⅰ. R19

中国国家版本馆CIP数据核字第2025UD6950号

责任编辑：周　林　　文字编辑：郝喜娟
印　　刷：北京宝隆世纪印刷有限公司
装　　订：北京宝隆世纪印刷有限公司
出版发行：电子工业出版社
　　　　　北京市海淀区万寿路 173 信箱　　邮编：100036
开　　本：880×1 230　1/32　　印张：6.5　字数：145.6千字
版　　次：2025 年 7 月第 1 版
印　　次：2025 年 7 月第 2 次印刷
定　　价：69.80元

凡所购买电子工业出版社图书有缺损问题，请向购买书店调换。若书店售缺，请与本社发行部联系，联系及邮购电话：（010）88254888，88258888。

质量投诉请发邮件至 zlts@phei.com.cn，盗版侵权举报请发邮件至 dbqq@phei.com.cn。

本书咨询联系方式：zhoulin@phei.com.cn。

前言

2016 年是我创业的第三年，我每天过得颠三倒四，经常成宿成宿地不睡觉，通宵工作也是家常便饭。我吃饭从没准时过，性格暴躁，动不动就发脾气，从不运动，爬两层楼便气喘吁吁，要知道，那时的我只是一个连 30 岁都不到的姑娘。当时的我身体虚胖，全身浮肿，面部长痘过敏，我的身体多次试图唤醒我，可我是一个沉睡的人，只关注事业成就。

我是一个很要强的女性，凡事都要竭尽全力做到最好。可刚到 30 岁，我便开始觉得身体不对劲了。睡梦中我常常被痛醒，左胸与脖颈的连接处疼痛万分。无奈之下，我去医院检查，拍了胸片也没发现问题，于是我又到 B 超室查乳腺，还是没查出问题来。

在给我开转诊单前，医生说：“我再帮你看看脖子。”她把探头伸向了我左侧脖颈下方，并停在了那里，她皱着眉头查着，“一个，两个，三个……”。她又把探头停留在不同的地方，转动不同的方向，仿佛在测量它们的大小，接着给身边的医护人员报数字，我随即听到键盘的敲击声。我等待了许久，她说会把报告传给主治医生，我忍不住问："医生，我到底怎么了？"我很急，几乎哭了出来。她说自己只负责B超检测，不负责问诊，但她随口说了句："你这结节挺大的，要尽早处理……"

接下来是主治医生跟我长谈，他说我的结节比较大，建议观察一段时间，实在不行就切除。

切，就能好了？！

我在研究生阶段学的是功能语言学与神经认知科学。这是一个交叉学科，主要是以实验为主，通过做大量的脑成像实验来判断大脑功能。我一直都很有实验精神，不论是做企业，还是做学术。出于个人反复做实验的研究习惯，我把北京大部分医院甲状腺科的号都挂了一遍，那段时间我不去公司，只去医院。每天我所做的就是上床做B超、等着出报告、听医生解读报告。

就这样，大概两个月过去了，医生给的建议不尽相同，有的建议切除，有的建议再观察观察。终于等到了十一假期，我在一家知名医院做了甲状腺穿刺手术，由一位医生指导实习医生给我做。实习医生将针头刺入我的脖子，然后望向监视器，找到结节所在区域，从里面提取一些液体。然而，由于技法比较生疏，她每次都扎得不太精准，于是就开始了拔插模式——不断拔出来再重新刺向结节处。

一向坚强的我，终于痛到忍不住哭了出来。实习医生见状害怕极了，我安慰她说："我不是被你扎哭的，我是为过去的自己而难过，我的行为让我变成了今天这样一个人。"

是的，我30岁了，不懂任何健康管理知识，我所有关于这个领域的知识都来自教科书及家庭教育，然而我的父母也是健康领域的"小白"。

我在手术床上暗暗下了一个决心：我要开始改变，在哪里跌倒就从哪里爬起来！那时的我虽然健康管理知识为0，但不服输的性格让我敢跟自己下注。从那个决定性瞬间之后，我便开启了自我改变之路。

学习健康管理的第一年，我的甲状腺疾病就痊愈了；第二年，我的情绪管理问题得到了彻底的改善，我变成了一个性格温和的人；第三年，我撰写的《精力管理手册》出版并助力很多朋友改善他们的精力水平；同年，我六七十岁的父母开始运动健身，并成为每天运动的银发健身爱好者……第七年，我成为一名职业拳击手，37岁的我战胜了23岁的泰国女拳击手，在WBA职业拳击赛中获得了拳击生涯中的首胜。

现在的我快40岁了，除了日常企业经营，还坚持每年出版一本书，看300多本书，并做起了直播带货。连续做12小时直播后，第二天我还能去撸铁。力量训练3个月后我就拉起了引体向上，我身边都是95后的同事，他们最常说的就是：“萌姐是‘钢铁萌’，看她的身体！懂健康知识是多么重要！”

2016年是我的变革之年，我从一个健康领域的“小白”成长为一个沉浸在健康知识海洋中的达人。后来，我开始做连麦作者的直播栏目，一年做100期以上。在我的直播间里，最受欢迎的就是那些来自中国及海外的学者，他们是来自医学、营养学、心理学及运动医学领域的专家。做这档栏目以来，我连麦了数百位专家，而栏目背后，我需要对他们的作品进行认真阅读。几年下来，在健康领域我也读了近千本书，我家的书柜里摆满了各类健康书。

在跟这些有影响力的专家进行对话的过程中，我有以下3点发现：

1. 不同专家的立场与观点很多是相互排斥的，而普通人是很难分辨出其中奥秘的；
2. 大部分专家的书对不懂医学知识的读者而言存在很高的阅读门槛，直播对话时将高深知识降维非常关键；
3. 很多书基于某个垂直领域的专业知识，如果想组成一幅理想的健康管理拼图，需要看数本不同领域的书。

我希望写一本对在健康领域是零基础的朋友们友好的书，这本书应该是深入浅出的，类似于去一个有很多娱乐项目的大型公园，最好的方式是先看地图导览，在有了初步了解后，再去做“自己到底要去体验哪个项目”的决定。就好像我们学习哲学，应该先看哲学史、知名人物及其代表作，这样我们对哲学问题会有更全面的了解。

学习健康知识也需要有一个清晰的思路，我这几年来跌跌撞撞地学习，拜访了很多名家，也与数百位专家交流过，在读了近千本书后，我构建了一套学习健康管理的模型，正如2016年我提出了“人生效率体系”这个模型一样，该模型曾帮助数百万年轻人成长，让他们在职业领域持续精进。

在这本书出版前，我跟一些出版机构沟通我的写作想法。有的出版机构提出疑问，比如，“张萌老师在职场领域是专家，这无可厚非，可在健康管理方面，她不是医生也不是学者，所写出的内容会不会经不起推敲？”我理解出版机构的担忧，本着对读者负责的态度，我在写作之前已经获得“营养师专业认证”，写出的书稿也经由医学编辑老师精心核对。

在这本书里，我将介绍这些年帮到我的那些知识，尤其是对我的人生产生决定性影响的理论，更重要的是，这本书里有我大量的实践心得。我是一个喜欢将理论与实践紧密结合的人，比如，为了监测血糖与精力水平的关系，我曾经学着像糖尿病患者那样，佩戴24小时动态血糖仪，以分析不同的饮食顺序、饮食结构对血糖波动的影响，以及与我们个人精力表现的关系。

我虽然不是医学领域的从业者，却是一名认真的实践者。我认为转到医学领域是我的一次全新跨界。我从线下实体行业成功转型互联网行业只用了不到1年的时间；我成了亚洲女性打职业拳击赛首战年龄最大的非职业拳击手；我在经营企业的同时也是一位畅销书作者，并连续6年获得当当“影响力作家”称号，这个奖项是读者一票一票评选出来的；这是我进入医学领域的全新开始，我怀有更高远的使命，我希望帮助更多女性实现又忙又美又健康的生活方式，真正过上高效能人生。

在本书中，我提出了女性的“五力模型”，包括“精力”“身材力”“女性健康力”“肠道力”及“抗炎力”，这五力协同共生，帮助我们塑造健康的自己。我将结合自己的故事一一为大家介绍，希望通过“五力模型”，助力大家对健康管理形成一个系统的认知，让大家未来可以在这条道路上取得显著成果。

序一

把每次生病当成研究自己的机会

一个人只有病了，才会珍惜身体。就像只有失恋了，才能体会到两个人在一起时的开心有多么的珍贵。

2023 年 8 月，正值我在欧洲出差，有一天，我妈在电话里支支吾吾，欲言又止。我是个急性子，问她到底要干什么，她发给我一份甲基化报告，其中肠道检测结果显示高风险。

她问了体检医生，医生建议她去做胃肠镜检查，她怕了。

从我小时候有印象起，我妈就是上卫生间的困难大户。小时候，家里经济并不宽裕，全家共用一个卫生间。只要我妈一上卫生间，在卫生间附近的人一定要做到“蹑手蹑脚”，要不她就会在里面发出各种奇怪的声音，任何不愉快的声音都会影响她“噗噗”。一般情况下，我妈需要在里面待上一个多小时才能出来。还记得有一次我爸着急上卫生间，憋得面红耳赤，可我妈那天差不多待了两个小时，最后他只能去邻居家借用卫生间。

我妈从三十多岁开始就有上卫生间困难的问题，直到2023年她66岁，第一次做了胃肠镜手术。主治医生在手术中给她切掉了11块息肉。医生从手术室出来，我妈还在看护室，医生跟我说："张萌，我感觉不是很好，有一些息肉应该是癌变了，等化验结果出来，再来复查。"

结果真如他所料，其中有4块息肉是癌变早期。

我跟医生沟通时，请他一定要特别注意给我妈讲这件事时的沟通方式。人有的时候也是情绪的产物，情绪好了，病也好了。

医生给我妈提了几点要求：一是要断掉红肉（猪肉、牛肉、羊肉），二是一定要坚持吃益生菌，三是要多吃高膳食纤维的食物。

在我写这本书的2025年，我妈的肠道恢复得非常好，她早已戒掉了所有红肉，每天坚持服用益生菌，摄入足量的膳食纤维。

我工作比较忙，经常半夜回家。一天晚上十点多，我拖着疲惫的身体回到家。一开门，看到家里的阿姨在漆黑的客厅里抽泣。我问阿姨怎么回事，她说刚跟她姐通完电话，她姐的孩子得了癌症，结肠癌晚期，将不久于人世。

我很惊讶！

阿姨说："张老师，我小外甥女只有29岁，从小是我带大的，特别有感情。今年年初她被检查出了结肠癌晚期，接着就开始化疗……"阿姨边说边抽泣，"这五个月来，孩子瘦到不成人形，现在的情况是癌已经扩散到了全身，但她妈不想放弃，还是要继续化疗……孩子跟我说，姨，你让我走吧，我受不了了，太难受了……"

阿姨又抽泣起来。

阿姨的小外甥女今年29岁，去年刚生了宝宝。宝宝很可爱，才一岁。可是她的妈妈，花一样的年纪，即将痛苦地离开这个世界。

我问阿姨，小外甥女之前就没发现什么不舒服吗，怎么一查出来就是晚期。阿姨说，几年前她就上卫生间不通畅，经常几天不上，有时候一憋憋一周……

我问阿姨，家里其他人有这个问题吗？阿姨说没有。

还没等我说话，阿姨接着说：“不对，孩子大舅就是肠癌，发现早，后来做了手术。”我再问阿姨：“那你和你姐做过胃肠镜吗？”阿姨连忙说：“听说很恐怖，我们不要做。”

那个时候是五一假期，阿姨请假回老家，跟小外甥女见最后一面。那天我正在看书，阿姨给我打来了电话：“张老师，孩子去世了……”电话那头，她又哭了起来。

我很难过，在小红书小号发了一篇作品，我希望更多人可以看到它，希望大家不要拖到最后一刻才想着如何解决问题，而是意识到体检的重要性。

我不知道自己是不是全网推荐健康书最多的博主，但我连续做这件事情已经6年了，我非常认同希波克拉底的那句话：“如果你不能做自己的医生，那就是一个傻瓜。”

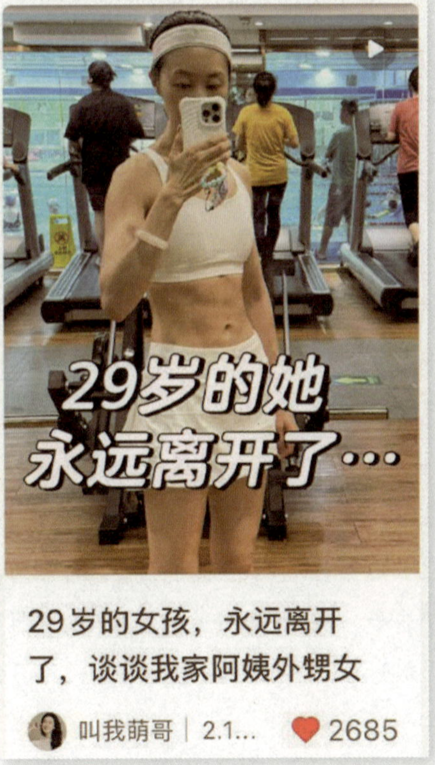
29岁的她
永远离开了…
29岁的女孩，永远离开了，谈谈我家阿姨外甥女
叫我萌哥
2.1...
2685

希波克拉底是著名的医学先辈，他的这句话绝不是让每个人都成为职业医师，而是让大家了解自己的身体，并为自己解决问题。

然而，大部分人面对体检报告中的问题时，是以负面心态来看待的。就像我爸，他过去总认为：“人不能做体检，万一检查出来了就真有问题了；反而不做体检，不知道自己有问题就等于没事。”我以前认为这是我爸的职业使然，导演这个职业是一种主观性极强的职业，他脑中的世界就是舞台的世界。可后来我在互联网做健康科普时，总能看到大量不愿意做体检的人，神奇的事情发生了，他们的想法居然跟我爸的想法一模一样：不做检查就等于没有问题，没有问题就等于健康。

这是一个巨大的误区。我爸得到的“回馈”是在 2021 年，他突然倒在了工作现场，在新剧即将开拍的时刻，他不省人事。一周之内他被送进 ICU 两次，随即查出脑部肿瘤。当时我带着他的脑部检测报告，去了北京 6 家神外医院。我找到这个领域的顶级医生，大部分医生给出的结论是还剩 3~6 个月的寿命。

这件事已经过去 3 年了，我爸还在这个世界上享受着他的幸福老年生活。

现在的他，每年准时做两次大体检，重点问题他每个月都会去检查。他比谁都惜命，比谁都认真。

如果你把三年前的他和现在的他叫到一起，面对面做一场对谈，我相信我爸一定会对过去的自己说：“嘿！兄弟，你该早点读健康方面的书。”

我父母都不懂医学常识，对健康方面的知识也知之甚少，他们的大多数健康知识或来自老一辈的口口相传，或源自很多自媒体的只言片语。这样的学习方式在知识积累上很有问题。老一辈的口口相传很可能在理论上是站不住脚的，而很多自媒体博主发布内容时的出发点是获取流量，片面化、偏激化的内容更容易“出圈”，但这类内容一般不具备学习价值。

“做自己的医生”需要的是系统知识的积累，而不是只言片语的输入。在本书中，我也会介绍一些我非常喜欢的书籍及专家学者。

序 二

请给我只推荐一本书

我在做直播的时候，经常有人会问我这样的问题：如果只推荐一本书，你推荐哪本？或者会问：如果只吃一种补充剂，你推荐哪种？

面对这类问题，我真的是好为难。有一次，Camillo Ricordi 博士来到我们公司跟我一起直播，他是一位美籍意大利人，全球知名抗衰专家，写过《少生病的老年》一书。我把这个“皮球”踢给了他，我问他：“博士，如果只吃一种补充剂，您吃哪种？”他面露难色。对一个每日吃几十种补充剂的人来说，只选一种，就好像是说，你的银行账户里有不少钱，但现在你只能带走某个时期存进去的钱，你选哪个时期？

到底是一个？还是多个？

我理解读者问这个问题的角度，他们希望得到的是：真理，以及“最”正确的答案。可这个问题也暴露出了很多问题，其中最重要的问题是，人与人之间有个体差异，人生没有最正确的答案，你自己的人生也不会只有一种答案。

就好比一个人谈恋爱，没有必要问A问B自己的恋爱对象到底好不好，这是一件冷暖自知的事情。鞋合不合适，只有自己知道。而我们要做的就是，终其一生探索“相对适合”自己的答案。

读健康书也是一样，你这辈子到底要掌握多少健康知识呢？我以前也思考过这个问题，到底要读多少本书才够度过这一生？当我开始读第一本的时候，我就知晓了答案。

每一本书都会带给我看问题的全新视角，也会引发我对一些过去不曾留意的问题的关注，比如，咖啡到底是有益的还是有害的，吃姜黄素好还是姜黄粉好，西芹汁到底有没有用……这些问题众说纷纭，如果只偏信一本，将其视为权威，毫无疑问会剥夺自己对知识全面占有的可能性。所以我是一个不迷信权威的人，独立而清醒。

探索知识的过程就像是走入一个迷宫之中，也许终其一生我们也无法走出迷宫。而每本书与你的相遇都是一段人生之旅，它会解决你当下的问题，也会把你带入新的问题中。在全新视角下，你又会遇到新的人生谜题，等这个问题解决后，你又会遇到下一个问题。

人生并不是为了求一个答案而活着的过程，而是一段探索的旅程。我的散文集《有野心的女性真的会发光》中有篇文章——《生命是一场探索之旅》。探索的过程即人生，人生就是在这样的探索中起起伏伏，绵延而深刻。

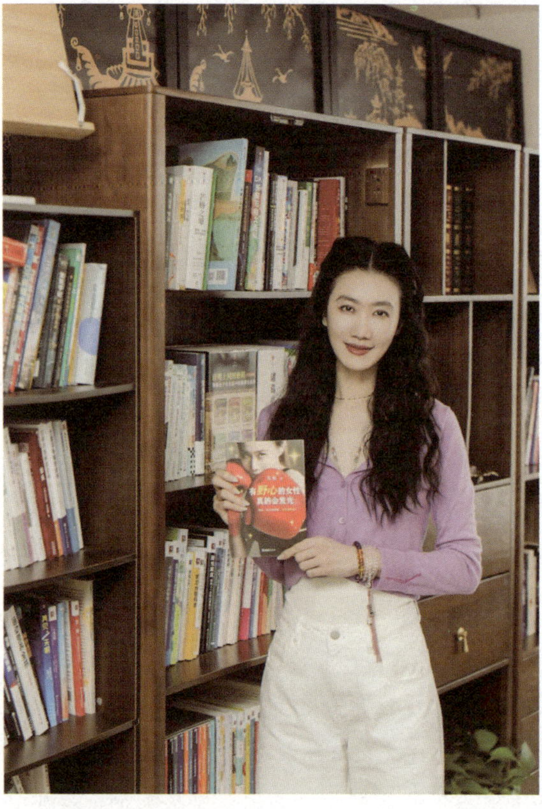

我的首部散文集

2016年我被诊断出患有甲状腺疾病，我开启了研究甲状腺疾病之旅。之后我又接触到功能医学、自然疗法及中医学，我开始了解什么是抗炎，什么是排毒。而那个时期我的读书过程就是重启人生的过程。我把家里的米面粮油全都扔掉，换成了抗炎饮食装备；接着陆续停掉红肉、白肉、蛋奶，直到现在，我已经变成了一个纯素食主义者。

马上40岁的我，身体、精力远好于自己20多岁时。在直播界，我甚至被誉为“直播时长最久的买手”，好多20多岁的主播来向我咨询，如何拥有好身体。其实我回答得再多也是没有用的，一个人的认知决定了一个人的行动。人时时刻刻都处在决策之中，决策靠的是认知，决定自己命运的只有自己。

2024年末，一个读者在我的社交媒体留言：“萌姐，我一年下来一无所获，到底应该怎么办？”我回复：“学习、嫁娶，或者靠突如其来的运气（但你也不见得能接得住）。”读者回复：“我明白了，还是学习吧……”在我看来，学习是最低成本的改命方式，而且认知长在你脑袋里最隐秘的地方，一般情况下不会被夺取，甚至你可以将其隐藏得很好（大智若愚）。

说回读书，切记不能只读一本。同理，吃补充剂也要换着品牌来，吃蔬菜也要多元化，用护肤品也要换到更适合自己的配方。在解决方案层面，我们可以不断地优化解决问题的思路。

当然，书与书之间也经常会有互相矛盾的地方，我认为这正是你进一步探索自己的机会点。

比如，我从小到大一直都有头痛的问题，动不动就痛到上吐下泻。我曾经读过许多跟头痛相关的书及文献，但真的毫无改善。直到有一次读到一本跟记日记相关的书，它建议读者试着记日记，把头痛的时间点、剧烈程度及每天的饮食全部记录下来。后来我按照书里的方法连续记录了 3 个月，惊奇地发现了头痛与我饮食的强相关性。只要我吃了含麸质的食物，第二天一定会头痛。

关于食物敏感性，我也做过很多检查，但并没有检测出自己对麸质过敏。通过行为记录与饮食分析，我终于发现了自己身体的奥秘，它隐藏在我身体中 30 多年。不得不承认，我真的很不了解自己!

这是一次成功的自我探索。我终于知晓了自己的头痛密码。虽然我从小就喜欢吃各类含麸质的面食，但现在的我尽可能去克制，因为它的代价让我“记忆更深刻”。

如果把阅读与自我探索结合在一起，它就会变得饶有趣味，让人流连忘返。

Content 目录

1 精力管理手册

01 精力管理，一门精准科学 3

02 驯化你的情绪 13

03 致敬你生命中的 233600 小时 19

04 心流就是为自己创设一个平行世界 27

05 与肾上腺素和皮质醇做朋友 34

2 身材管理手册

01 设置理想身材目标 41

02 减脂还是减重？ 50

03 You are what you eat 58

04 运动改造大脑 65

05 减肥“心学” 71

3 女性健康手册

01 女性的指挥官 79

02 端粒与抗衰 86

03 皮肤管理 94

04 拥有一头海藻发 104

05 做自己的医生 109

4 肠道管理手册

01 可怕的结直肠癌 117

02 肠道是我们的情绪脑 122

03 你需要知道的益生菌知识 128

04 肠漏症，隐秘的健康杀手 134

05 排毒是一场修行 140

5 健康理论手册

01 备受瞩目的慢性炎症 149
02 抗炎三境界 156
03 应运而生的功能医学 163
04 神奇的自然疗法 170
05 中医：源远流长的中国智慧 179

后记 182

Chapter One

1

精力管理手册

/ 01

精力管理，一门精准科学

我爸是一个糖尿病患者，当年查出 2 型糖尿病时，他没有对生活方式做任何调整。

那年，我想带他去北京的一所医院做体检，他拒绝了。我劝说了很久，后来因为他要种植牙，医生说必须看到他的各类血检报告才能进行手术，他勉强到医院抽了血，做了检查。报告显示，我爸不仅有糖尿病，还有高血压，以及各类“小毛病”。

他没有做任何调整，因为他有一套“自己的理论”：只要人有“意志力”，万病都能康复。他不敢再去医院，他说不能再去查了，如果再有什么被检查出来，他会失掉对生命的信念。从此每年体检，他总是陪我妈去，他自己本人拒绝做任何检测。

从那次种牙的术前体检报告来看，他的情况非常不妙，血压、血糖严重超标。医生认为他如果继续这样会产生并发症，但他仍然一意孤行，没有做出任何改变。

他每天晚上睡不着觉，得喝大量的酒才能入睡，曾经有天晚上他喝了 8 瓶啤酒。他不希望吃安眠药，怕产生药物依赖，但他对酒精的依赖却远甚于药物。

终于，2021 年冬天，他在工作现场突然倒地不起。等我从北京赶到沈阳时，他已经住进了 ICU，被查出脑部右侧前额叶有一块不明物体。他醒来后强行要求出院，后来再一次昏迷不醒，再一次被送进了 ICU。等我拿着他的脑部检测报告去北京各大知名医院时，大部分医生给出的诊断是只有 3 ～ 6 个月的存活期。

现在 3 年过去了，我爸还活着。不过，他现在像换了一个人似的，他的血糖与血压虽然离正常值还有一定的距离，但已经有了显著的进步。他睡前饮酒的习惯已经全部改正，虽然偶尔也会小酌，但都是在极其克制的情况下才发生的。他的体脂率只有 7%，他每周健身 7 次，做器械与普拉提训练。

亲爱的读者，你肯定想问，有什么神奇的事情发生在我爸身上，他是被施了魔法吗？其实并没有，真正改变我爸的，只有运动和饮食。

英文里有一句谚语“You are what you eat”。你吃什么，你自己就是什么。我爸也不例外，他的诸多慢性疾病，包括但不限于肿瘤、高血压、糖尿病等，皆不是一天养成的。他曾经把它们归咎于遗传，我爸常说他是他们全家最长寿的那个，他今年 73 岁，他的家人都是五六十岁就离开了这个世界。他曾说家人都是易胖体质，基因不好。其实，致命的是家族的饮食习惯。

身体的各种慢性疾病，皆是由长年的饮食习惯造成的。你不妨做一个饮食日志，看看自己早中晚餐都吃了什么，所有的零食及调味品全算在其中。你一定会发现这其中有着惊人的重复。

有人说，一个人的饮食习惯，14 岁前就确定了。你可以想象，14 岁就是 14 年，在原生家庭的“辅导”下，吃过 $14 \times 365 \times 3=15330$ 次饭，这是一个很恐怖的数字。读过 Anders Ericsson 教授的《刻意练习》这本书就会知道，任何人如果想把一项技能变成自己精通的技术，需要一万个小时，而你 14 岁的时候，就已然在原生家庭的环境中，培养了这个饮食习惯一万五千多次，远超于刻意练习的一万个小时。这种饮食习惯已经成为一种潜移默化的存在，变成了你自己无意识的重复。

我常年头痛，在我的印象中，从初中开始我就经常头痛，很多时候不吃止痛药就无法去上学。之前我并没有考虑过头痛与饮食之间的关系，直到后来我开始写头痛日记，每天把三餐记录下来，如果头痛就把头痛情况也记录下来。在连续写了一个月的日记之后，我惊奇地发现，只要前一天吃了面条，第二天下午我就会头痛，甚至有时候当晚就会头痛。我当时并不知道面食中含有麸质，只是观察到了头痛与吃面食之间的关系。

于是我试着断了一个月面食，要知道这对我来讲相当艰难。我是沈阳人，我们家的饮食习惯是，没事就吃碗面条，所以面食简直就是我人生中不可或缺的存在。那一个月对我来讲简直度日如年，因为我总会有一种“不知道吃什么，就吃一碗面”的习惯，总是想着那碗热气腾腾的面，想着炸酱面、汤面、拌面……但说来也很神奇，那一个月我居然一次也没头痛。

就在那一年，我深刻地领悟了“You are what you eat”这句话的真谛。我开始懂得“你吃什么，你自己就是什么”，你总要为你的饮食习惯付出代价。当时我并不知道什么是麸质过敏，我只是知道自己从此不能再吃面食了。后来我通过调整饮食，把习惯性的偏头痛控制在了一年痛 10 ～ 15 次的频率。

当我在社交媒体平台上晒饮食时，很多人不理解，于是问我为什么吃得这么“奇怪”。其实也并不是我自己研发了这样一套饮食规则，而是我读了很多这个领域的书，内容涵盖功能医学、自然疗法、中医学等，慢慢形成了一套饮食规则，并不断探索全新的食谱。我很喜欢把我的饮食方法跟其他人分享，慢慢地我的关注者也有了更多的受益，很多人的结节消失了，脸上的痘痘没有了，过敏情况改善了，免疫力提升了……

当我看到家人、朋友及周围人的身体状况都有所改善的时候，我总是开心无比。正如我写这本书，也是希望将我的所学、所知以及所践行的一切都写出来，使其成为更多人可以尝试的方法，毕竟健康是我们这辈子最重要的事。

我一直在探求如何能有更好的精力水平，直到有一天发现了血糖与饮食习惯的关系。

2023 年秋天，我背了移动血糖仪半个月之久，每天实时监测，绘制自己的血糖曲线。那个时候正值我在全球各地出差，加上我总喜欢穿露胳膊的上衣，我走到各处都会有人问我胳膊上戴的是什么。

那时我读了《控糖革命》这本书，作者是一个专注研究血糖的法国学者，为了弄清楚血糖与饮食之间的关系，她曾经背着血糖仪好长一段时间。我也是一个有实验精神的人，

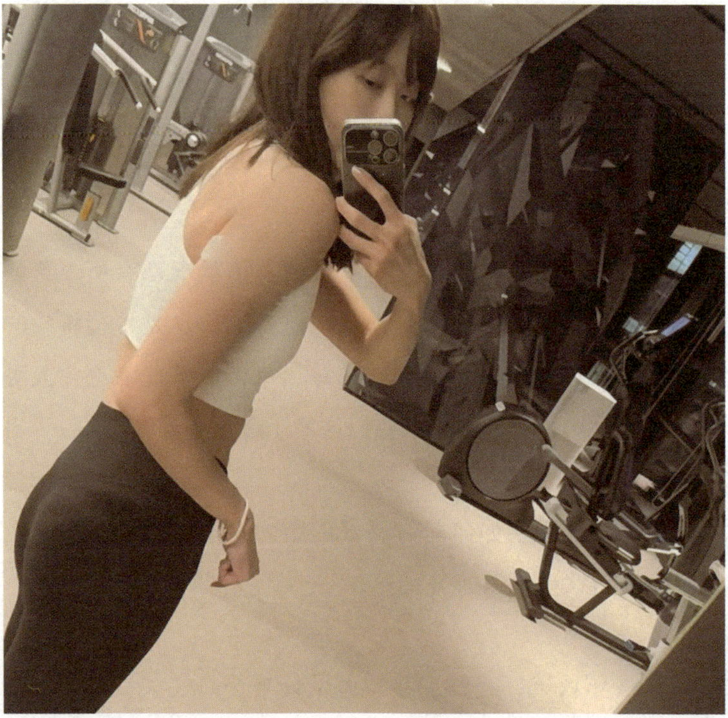

2023 年，我背着血糖仪，对血糖进行实时监测

早年在北京师范大学上学时，我的论文与神经认知科学相关，我总会把自己关在实验室，与受试者在一起，看大家的脑电波反应。观察波形曲线是我做学术的基本功，而那次研究血糖亦是如此。

我从几个不同的角度进行了测试，比如，情况一，按照我正常的饮食习惯来吃，我的血糖变化曲线有怎样的规律，我个人的精力情况如何；情况二，按照我以前的饮食习惯来吃，我的血糖如何变化，精力情况如何；情况三，按照我助理（她虽然很年轻，是一个 95 后，但有严重的肥胖情况）的饮食习惯来吃，我的血糖如何变化，精力情况如何。

结果是值得深入讨论的。按我现在的饮食习惯来吃，所生成的血糖曲线非常平稳，一整天都没有明显的波峰及波谷值，与此同时，我的精力水平一直非常不错。

常关注我的朋友都知道，我每天黎明早起，开始写作、阅读，接着开始全天的工作，持续到傍晚，然后运动健身或者打拳 90 分钟以上，晚上通常要做直播，常常到深夜，天天如此，年年如此。

我做直播的时候，经常连续讲话 13 ～ 15 小时，精神还很饱满。经常有人问我，你是在靠意志力强撑吗？如果只需要努力一两天，靠意志力是行得通的，可我常年如此，肯定还是因为做了一些对的事情。

虽然我年近40，但精力远胜于自己20多岁刚创业的时候，体测的身体年龄也只有27岁。我37岁时还去参加了WBA世界职业拳击赛，与23岁女拳击手对抗并获胜。我经营着一家百人公司，每年有300多本书的阅读量以及1本书的出版计划，这些需要很高的精力水平来支撑。我不得不说，正确的饮食习惯是我保持好精力的重中之重。

在另外两种测试情况中，一种是按照我原生家庭的饮食习惯来吃，以碳水和蔬菜为主，我的血糖的确有陡增的情况，精力水平也忽高忽低；另一种的测量结果更为夸张，即按照我助理的饮食习惯来吃，我的血糖曲线就如坐了过山车一样，一下从高峰冲入低谷，然后又陡增至高峰，之后再入低谷，十分惊悚。我按她的饮食习惯吃了一天后，整个人昏昏沉沉的，甚至第二天恢复自己的饮食习惯后，头脑都还很不清楚。

“You are what you eat”，你吃什么，你自己就是什么。在这件事上，我们可以得出以下几个结论。

第一，血糖的高低起伏与精力水平密切相关，通常情况下，平稳的血糖曲线能带给人们更好的精力值。

第二，血糖水平与饮食密切相关，在能带给人同样饱腹感的食物中，你有无数种不同的选择，在能力范围内尽可能选择一些血糖生成指数低的食物。

第三，很多食物都是“血糖炸弹”，会让你的血糖突然失控。选择小零食时尽可能挑选能让血糖值保持平稳的，如果可以不吃零食那就再好不过了。

第四，了解食物，与它们交朋友，学会从一堆食物中识别哪些是“血糖炸弹”非常重要。

第五，如果你改变不了饮食习惯，那就先改变饮食顺序吧，这样也有助于调整你的血糖曲线。请尝试按照高膳食纤维的蔬菜、蛋白质、碳水化合物这个顺序来吃饭，并使这个饮食顺序形成习惯。

想看看我每天早上的 smoothie（蔬果昔）吗？我的饮食习惯是，每天早上喝两杯蔬果昔，其中一杯是用离心榨汁机榨出来的西芹汁（无渣），20 分钟后，喝一杯早餐蔬果昔。制作早餐蔬果昔需要使用破壁机。我有很多不同的配方，每天换样来喝。测试数年下来，有两种是我喝的频率最高的，都是具有抗氧化与抗炎功能的蔬果昔。

第一种是包含羽衣甘蓝、大麦若叶粉、奇亚籽、亚麻籽、益生菌和姜的抗氧化青汁；第二种是含有蓝莓、黑莓、红莓、巴西莓粉、奇亚籽、亚麻籽、益生菌和姜的花青素紫汁。当然我还有其他的配方，能看到的是，我选择的食物的抗氧化性非常强，而且含有大量的膳食纤维、Omega-3、多种维生素及益生菌。很多人会认为喝这些会饿，但其实只要你尝试一下，就会发现它们饱腹感非常强，能为你一上午的好精力保驾护航。

我父母刚开始非常不理解我这样的饮食行为，但他们现在可以熟练制作早餐蔬果昔，也成了抗炎饮食的拥趸。这在一定程度上改变了我家的传统饮食习惯，我们很少再吃面条、馒头、豆包、油条、油饼等。

如果有特殊情况需要吃传统早餐，可以试着在吃高碳水的早餐前，喝一杯富含膳食纤维的大麦若叶青汁（结石患者慎用）。你会发现，同样是吃碳水化合物，这样的饮食习惯能让血糖相对平稳一些。

/ 02

驯化你的情绪

很多女性读者向我咨询，想知道我是如何从一个情绪暴躁的人变成一个情绪平稳的人。

这得先从我的原生家庭说起。我的外公外婆年轻时不在一个城市工作，外婆一个人既当爹又当妈，拉扯三个女儿成长，所以自年轻时起就形成了极其暴躁的性格。后来我妈随了她的这种性格，动不动就会“发飙”，我妈曾经说自己有“歇斯底里症”。从小生长在这样的环境中，我也未能幸免。

刚创业的时候，我压力巨大，情绪常年处于失控的状态中。我之前并未在意，直到被查出甲状腺有多处结节后，我终于愿意正视自己。我的情绪为什么经常失控？我真的喜欢自己的性格吗？我开始了情绪问题的探索之旅，逐步去自我反思。我开始写情绪日记，我发现在经常性的情绪爆发后，很多事情都被一而再再而三地拖延了。情绪成了导致拖延的“杀手”。

对情绪调节不当，很多女性会把它归咎于自己管理情绪的能力问题。其实这个问题要从两个方面看，一个方面是激素与情绪的关系。女性与男性不同，女性的激素水平以 28 天为一个周期发生着变化，有高峰也有低谷，激素是控制女性情绪表现的核心要素。诸多的情绪失控也可能是激素分泌不平衡所致的，所以知晓自己激素水平的变化对提升自我掌控力有莫大的帮助。

另一方面，思考问题的格局也是解决一个人情绪问题的密码。《金刚经》里有一句话让我深受启发，“应无所住而生其心”，如果一个人的格局比较高，Ta 就不会因为情绪不良而让自己不开心，因为 Ta 压根没有产生过这种情绪。这为我们解决情绪问题提供了一个全新的思路，即我们到底是要等不良情绪来临后把它压制下去，还是压根不产生这种不良的情绪呢？

当然是后者。这对于普通人来说相当复杂，如何不产生不良情绪呢？很多人说，人生快乐最重要，要每天都开开心心的。其实你仔细观察，会发现智慧水平极高的人，往往不是每天都傻乐的，他们的情绪异常平和，没有那么多的开心，也没有那么多的不开心。他们允许一切发生，任何事情的发生，好与不好，他们都选择接受它，拥抱它，并从这件事里获得最高程度的滋养。

以前我情绪经常不好，会因为“别人”给自己带来的难处而难过，比如，合作伙伴辜负了我，或者员工不理解我，家人误解了我，等等。我内心时时处处把“别人”放在了首位，而忽略了“任何事情都是你的环境”。

如果周围发生的一切皆是你不能100%控制的，那么应该拥有“允许一切发生”之心，把自己的执着放掉，让周围的事物在人生中恣意流淌。静观事物发展态势，以学习与成长的眼光来看待周遭的一切，相信自己，相信一切都会好起来的，带着这样的信念去看待每一件事、每一个人。

我的老友曾送给我一句话，他也是用这句话来鞭策自己的，最终他做出了一家全球知名的公司。他送给我的那句话就是“别去评判，去理解”（Don't judge, understand）。

遇到事情不去评判它的好与坏，也不要用自己的执着与偏见去评判任何一个人，试着去理解为什么这件事会发生，为什么这个人会做出这样的行为。理解人性，拥抱真相，并相信自己也可以逆风翻盘。

当我用这样的心态去看待人生中的种种境况时，生活中的困难一丝没少，但我的心态却越来越稳。我相信时间的力量，相信很多问题会迎刃而解。如果事情暂时没有按照自己的想法去发展，并不是它不能那样发展，而是时间还太短，自己的格局还不够大，自己还看不清态势。

我从2016年开始走入哲学的大门，快10年过去了，复盘我的学习之旅，我不得不承认，确实是哲学真正帮助我改变了性格，解决了我的情绪问题。有次跟我妈吃饭的时候，她说家里每个阿姨对我的评价都很高，说张老师待人友善，性格很温和。我妈笑着说："她们是不知道以前的你是什么样的。以前的你动不动就会发脾气，而现在的你总是笑眯眯的。"我有一次无意中听到一个合作伙伴评价我，说："张总对自己公司的保洁阿姨都是毕恭毕敬的，她其他方面的做人做事就更不用说了。"

我不得不承认，我以前完全不是这种性格，我人生的分水岭是30岁。30岁之前，我的性格带着原生家庭的印记，是在成长过程中被动形成的。当我觉醒后，我才终于明白"把自己重养一遍"对我人生的重大意义与价值，所以我开始学习重新打造自己的一切。学哲学，无疑是一次自我救赎。

我以前对哲学的理解很片面，可后来开始入门的时候才发现这个学科充满了魅力。人生中的大部分难题皆源自一个人的哲学素养不够。如果能将哲学知识转化为自己的认知能力，就能让自己成为高格局的受益者。人是思维的产物，换一个角度去看，整个世界都会跟着改变。试着用不同的视角理解人性，让自己成为生命的主宰力量。

我办公室的门上挂了一个牌子，上面写着“福慧双修”。如果觉得很多问题不能解决，要承认是自己的智慧水平不够，所以要不断地修炼自己，才有机会让自己成为有福之人。其实换个角度去想，每个人都已然是人生赢家，但仍然需要花很长时间才能让自己意识到“本自俱足”的真相。

无论生命给你了你喜欢的，还是你厌恶的，其实都是一份馈赠。对智慧水平高的人来说，他会笑纳，然后将其转化为一份人生惊喜；而大多数人在厄运到来的时候，总会产生各种负面情绪，自己也无法升级换代。

人生的升级跟手机的迭代是不一样的。人生的升级必然伴随着成长的痛苦，这里所说的痛苦其实只是外人眼里的“痛苦”，对当事人而言，这何尝不是一份人生的幸福礼赞呢？

人生的成长总是伴随着苦难与折磨，如果你视其为痛苦，就对其避之不及，每次一遇到困境就如陷入了深渊与泥淖。

然而，其实真正决定你的是你的人生观，你自己就是幸福本身，无需更多外在条件。想清楚这个道理，才能真正不被情绪所左右。

达到此种至高境界后，再回头看困难，就会觉得它充满着自我突破的玄机；再遇到讨厌之人，你也会心生怜悯。这时，情绪不再是左右你的主人，而成为你的仆人。情绪，也是需要被驯化的。

/ 03

致敬你生命中的233600小时

假如一个人的寿命是 80 岁，每天睡眠时间是 8 小时，一年 365 天，那么他一生的睡眠时间就是 233600 小时。23 万多小时是一个什么概念呢?

我们用工作时长来比较一下就更清晰了。根据《中华人民共和国劳动法》的规定，国家实行劳动者每日工作时间不超过 8 小时、平均每周工作时间不超过 44 小时的工时制度。在此基础上，每年的法定工作时间接近 2000 小时。

用 233600 除以 2000，等于 116.8 年。这就是说，一个 80 岁寿命的人，一生的睡眠时长加起来，相当于工作了 116.8 年。毫无疑问，睡眠是人这辈子的头等大事。

可事实上，我们对睡眠的研究甚少。我们总是把睡觉当成理所当然的事情，很少思考睡眠的原理。

我曾在《精力管理手册》一书中讲过睡眠的阶段。总体来说，人类的睡眠一共包括两大类型，分别是非快速眼动睡眠（NREM）和快速眼动睡眠（REM）。其中，非快速眼动睡眠包括三个阶段，第一阶段是从清醒到睡眠的过渡时期，这个时候你的眼球运动减慢，心率也开始下降，一般会持续 5 ～ 10 分钟；第二阶段是更深的睡眠阶段，不容易被外界唤醒；第三阶段通常被称为深度睡眠，占睡眠总时长的 20% ～ 25%，这个时期你的心率、体温、呼吸频率都降到了最低，这个时期对身体精力的恢复及生长激素的分泌至关重要。此外，快速眼动睡眠约 90 分钟会出现一次。这个阶段眼球会快速移动，大脑接近于清醒的状态，也是一个人做梦的主要时间。

有两个睡眠阶段至关重要，一旦把握不好，就会出现睡眠障碍等诸多问题。一个是非快速眼动睡眠的第一阶段，即入睡阶段；另一个是第三阶段的深度睡眠期，这两个阶段都值得我们认真学习研究。

在非快速眼动睡眠的第一阶段，一个人从清醒过渡到睡眠，通常会持续几分钟，这个阶段的睡眠通常比较浅，主要受以下几个因素影响。

首先是环境噪声。比如你看一些嘈杂的视频，听到一些背景噪声或者交通环境音，都可能会影响这个阶段的睡眠。

其次是光照。这个阶段有一项重要物质参与，那就是褪黑素，但不适宜的光照水平会抑制褪黑素的分泌。褪黑素是一种重要的睡眠调节激素，它的分泌直接受到光照强度的影响。在自然条件下，太阳落山时光线减弱，这个时候褪黑素开始分泌，让人慢慢进入睡眠状态。如果晚上接触到强光，尤其是蓝光，人体的褪黑素分泌就会被抑制，就会影响我们的睡眠。

蓝光最大的来源恐怕就是我们人体的“第二器官”——手机了。蓝光是一种波长为 380 ～ 500 纳米的光，电子屏幕发出的光中就有大量的蓝光，它对睡眠的影响多是负面的。首先，它会抑制褪黑素分泌，因为褪黑素是由大脑中的松果体分泌的激素，主要是在夜间分泌，帮助我们调节睡眠与觉醒的周期。然而，蓝光通过影响我们大脑中的特定光感受器来抑制褪黑素分泌。当我们的视网膜节细胞暴露在蓝光中时，它就会向大脑发送信号，以此减少褪黑素的产生，这时一个人的睡眠就被延迟了。不仅如此，蓝光还会影响睡眠的深度及整体结构。夜间接触蓝光，还会进一步影响 NREM 的深层阶段，间接影响我们的睡眠质量。

我做“早起”社群近10年了，这10年来，很多人在我的帮助之下开始形成早起的习惯。其实我在多本书中都写过，规律的睡眠时间是我们睡眠节律稳定的象征。我每年都会去全球各地出差，尤其是去哈佛大学学习的时候，那里跟北京的时差是12小时，正好昼夜颠倒，波士顿的白天就是北京的夜里，而北京的白天就是波士顿的夜里。这个时候，我的睡眠节律就会紊乱。刚到哈佛大学上课的前几天，下午上课打盹的同学以来自亚洲的居多。而蓝光也会导致一个人的睡眠节律紊乱，尤其是长期在夜间接触蓝光的人，蓝光会“骗”你的大脑——并告诉它，现在还是白天，你不需要困意，这样也会进一步诱发睡眠障碍。

对我来说，尽量减少睡前使用电子设备，或者用“听”而不是用“看”的会比较适合。此外，也可以为自己准备一副防蓝光眼镜，像我平时在书房、床头以及办公室，甚至车里，都会准备防蓝光眼镜。营养补充剂方面，我每天都会补充含有花青素及叶黄素的补充剂，来保护我的眼部健康。

NREM第一阶段的影响因素还有室内温度。通常情况下，凉爽的室内温度（18～22℃）会帮助你更好地入眠，但同时也要注意防止风寒的侵袭，尤其是女孩子，穿上长袖睡衣会比较安全。

此外，我会花很多心思在床品上。《宋美龄传》描述过一个细节，她偏爱真丝床品。真丝是一种天然的纤维，具有良好的温度调节性能，它可以在夏季提供凉爽的感觉，冬季则有保温的效果。这种温度调节，也会帮助你更好地入眠。真丝非常柔软且质地光滑，这种触感也可以增加舒适感，减少睡眠中因摩擦或刺激所引发的不适。对于皮肤敏感的人来说，真丝床品尤为合适。而且真丝床品还有一定的抗过敏性、吸湿性和透气性，都能辅助改善睡眠质量。

关于被子，我个人偏向于使用高品质的鹅绒被。它有极佳的保温性，绒毛结构可以有效地捕捉空气，形成保温层。这就意味着，不论是寒冷还是温暖，被内可以尽量保持恒温水平。由于它的材质轻盈，还有极强的透气性和调湿性，可减少汗水的积聚，保持被内的干燥与凉爽，从而提升睡眠质量。一般来说，一个成年人一夜之间大约会排汗 100 ～ 200mL，因此床品的透气性尤为关键，保持干爽才能提供优质的睡眠环境，提升自己的睡眠质量。

NREM 的第三阶段即深度睡眠期，也称慢波睡眠（Slow-Wave Sleep，SWS）阶段。在这一阶段，人的脑部活动终于放缓，身体处于修复自身功能的状态。这个阶段对一个人的记忆巩固、免疫系统修复等至关重要。

有的人可能会在夜间频繁经历醒来的过程，睡眠周期经常被打断，难以持续保持深度睡眠的状态。如果睡眠周期短暂，则无法充分感受深度睡眠对身体进行深度修复的益处。

真正的休息好是每天早起时觉得自己全身被充满电一样，每一根手指和脚趾都得到了充分的放松。可是很多人明明睡觉了，但早起时感觉自己像没睡似的，经常感觉身体疲劳、精力下降，情绪波动大甚至免疫力低下，这些都有可能是深度睡眠不足所导致的。影响这个睡眠阶段的要素很多。

首先是年龄。我们必须承认，随着年龄的增长，深度睡眠的持续时间通常会缩短，我们在婴儿时期、儿童时期及青少年时期需要更多的深度睡眠。

2023 年，我家养了一只猫，叫渐渐。刚来家的时候它还是一只小奶猫，每天倒头就睡。那么猫的睡眠也是这样的吗？其实与人类类似，猫的 NREM 第三阶段深度睡眠的持续时间也会随着年龄增长而缩短。幼年和成年期的猫，NREM 第三阶段的深度睡眠比例比较高，因为它们需要更多的能量来促进自己身体的成长，而深度睡眠有助于这些过程的发生。等猫进入了老年期，它们的深度睡眠时间便会变短。

除了年龄这个要素，前面讲过的睡眠环境也会影响深度睡眠。此外，γ-氨基丁酸（GABA）是一种抑制性神经递质，它在调节脑部的兴奋程度以及抑制性信号传递过程中有重要价值。在调节睡眠方面，GABA 有助于减少神经系统的活动，促进人体放松，从而有助于睡眠的启动和维持。

说到 GABA 的来源，它存在于一些发酵食品中，如泡菜、酸奶等，以及茶叶、一些豆类和种子之中。我也会服用含有 GABA 的营养补充剂，来改善我的深度睡眠质量。

芳香疗法也可以帮助我们提升睡眠质量。我大学时期曾参评一个女大学生奖学金，当时基金会为我们每个人聘请了导师，我的导师正是金韵蓉老师。从 2009 年我们结为师徒的那刻起，我就开始阅读她的书，学习她的理论体系，走上了芳香疗法之路，不得不说获益颇丰。精油作为一种辅助方式，可以在多种生活场景中帮助我们解决问题。我卧室里常年准备着几种辅助睡眠的精油，也有专门的扩香器，来帮助我放松紧绷的神经。

我的工作与说话紧密相关，每天需要说大量的话。尤其是从 2023 年开始，我做起了直播带货，经常要从上午 11 点讲到凌晨 2 点。长达 15 小时持续讲话，让我的神经异常兴奋。每当晚上进入卧室时，我的第一件事就是用精油帮助我安静下来。有的时候身体虽然看似已经放松了，思想意识还是很兴奋的，这时候精油就是我的“刹车”，它成为我当仁不让的“睡眠助理”。

芳香疗法也称为精油疗法，是一种使用植物材料和芳香植物油，改善一个人的健康或者情绪的方法。在夜间我很喜欢使用一些复配精油，辅助我进入睡眠状态，如薰衣草、岩兰草、马郁兰及玫瑰天竺葵。把精油滴在用喜马拉雅粉盐做的拓香石上，整个房间会有一种幽幽的香气，伴随着一盏幽暗的床头灯、自己喜欢的床品，一切都迷人至极。

/ 04

心流就是为自己创设一个平行世界

我每天早上四五点起床，起床后的这段时间就是我的阅读时光。我一年差不多读 300 本书，都是在这段时间读完的。我读书的时候非常专注，有一种“陷在”书里面的感觉。经常是忘掉了周围的一切，听不到所有的声音，只是在静静地与作者对话，我称其为我的“心流时刻”。

每天能拥有心流时刻，是一件很幸福的事情。接下来我想通过这篇文章，也帮助你找到你的心流时刻，找到那种沉浸在幸福中的感觉。

说到心流时刻，我认为它是精力管理的一种侧写。然而，通常来讲，很多人认为精力管理指的只是一天累不累，或者一段时间累不累。这个观点会让人忽略精力管理中的一个重点内容，即注意力与精力管理的关系。

一般来说，集中注意力是需要一定的精力和良好的精神状态的。记得在金庸先生的作品中，张无忌修炼武功时心无杂念，专注于招式和内力的运用，沉浸在习武的完美世界里；独孤求败在练剑时也常常忘掉周遭的一切，他的剑术可以达到至高的境界，这同样是一种心流的体现。

心流状态，就是一种完全沉浸于所做之事的心理状态。此时沉浸者拥有高度的专注力，几乎不被周遭的一切所干扰。甚至有时候还会产生对时间的失真感，会忘掉时间在流逝着，甚至忘掉自我对时间的基本感知。值得一提的是，焦虑情绪在此刻不复存在，内心只有平静。这种时刻被称为心流时刻。

我最早体会到进入心流状态的感觉，应该是在大学时代。那个时候我刚从浙江大学退学，考入了北京师范大学英国语言文学专业。那时我的英文水平很差，年级倒数。于是每天早上五点多，我就到第九教学楼门口的一片小树林去学习英文。

还记得我们当年的教材叫*Headway*，老师对同学们的要求是熟练朗读，而我对自己的要求是背诵。我不满足于课本本身，还买了各种 VOA（美国之音）、BBC（英国广播公司）的磁带，用随身听去播放，并录制自己的发音，然后跟原声做对比。因为我是在户外朗读英文，环境非常开阔，加上那个时候我的英文水平实属垫底，我怯懦地不敢大声读出来。

一次与同系师姐聊天，师姐告诉我，“张萌，如果你不敢开口大声朗读，你的英语永远学不出来。”自那以后，我守在空旷的小树林中，面对着时而走过的路人，开始“自我催眠”。注意，这是非常重要的一步，就是要拥有一种“自我催眠的能力”。

著名作家海明威，非常钟情于在嘈杂的巴黎咖啡馆写作和阅读。不妨想想，他为什么可以完全不顾周围喧闹的人群，沉下心来写作呢？为什么你需要在安静的环境里才能拥有心流时刻，而海明威在无比喧闹的咖啡馆里，仍然可以享受阅读和写作时光呢？

因为他与喧闹的咖啡馆，并不在一个平行世界。

如果海明威与喧闹的咖啡馆在一个世界，那他一定会深受其扰，更不可能有这么多伟大的作品诞生。虽然看起来他和咖啡馆的其他客人处在同一个空间中，可海明威对自己“心”的状态进行了调试，使得它并不与咖啡馆处于同一世界中。

这才是玄机所在。

同样，当年我在人来人往的小树林里大声朗读英文，我为何能让自己大声朗读而不受别人的目光侵扰？是因为我的心离开了小树林这个物理空间，它到了那个最适合我学习的独立空间，这个空间就是我的“心流环境”。为自己创造“心流环境”，是建立心流体验最难实现的环节。要创造“心流环境”，可采取下面的 7 步法则。

第一，需要选择一项适当的挑战。对海明威来说，是在嘈杂的咖啡馆里阅读与写作；对我来说，是在人来人往的小树林中朗读英文；对谷爱凌来说，是驰骋在白色悠长的雪道之上。这项挑战需要有一定的趣味性，要稍微上一点难度，就像你玩游戏，每次通关之后，下一关都会比这一关难上那么一点。

第二，需要有明确的目标设计。对海明威来说，有日产几千字的写作目标；对我来说，有每天背诵英文的目标；对谷爱凌来说，有她的动作挑战目标。漫无目的地做事无法激活你的“平行世界”，更无法帮你抵达你的心流时刻。

第三，消除内心的干扰。一个人每天会产生 6 万个念头，80% 以上都是负面的，而排名最靠前的两种分别是恐惧与怀疑。恐惧是对不确定性的不耐受性，而怀疑则是一种配得感被剥夺的长期自我认知。人是被自己的潜意识所控制的。研究表明，人类行为中有 95% 受潜意识控制，另外 5% 由显性意识决定。这就意味着，如果一个人管理不好自己的潜意识，那么 Ta 的命运就会不受控制。Control your destiny(掌控命运) 就成了一句空谈。

第四，专注于过程本身。多年前，我曾经与一位研究《易经》的学者对话。他问我："张萌，你觉得过程重要，还是结果重要？"我脱口而出："当然是结果了！"数年之后，我的想法发生了翻天覆地的变化，我变成了一个"关注过程，对结果不关心"的人。因为当我把注意力 100% 集中于过程的时候，只要目标设置得对，我自然能收获一个好的结果。可如果我把 50% 的注意力放在过程，50% 的注意力放在结果，经过数次累积后，我对过程的关注就会少之又少，而结果自然也不尽如人意。"长风破浪会有时，直挂云帆济沧海"也是一个过程主义者的心态。

第五，正念练习尤为关键。我每天睡前 20 分钟一定会打坐，这是我坚持了多年的生活习惯。后来为了节省时间，我还在打坐的时候戴上美容面罩，观想一些极光掠影、大地山河之境。每天我的生活都颇为喧闹，需要跟很多人打交道。每天打坐的时间是属于我自己的时刻，非常难得，是带着觉知的自我观察，让我能更好地看清自己，了解自己的真实需求。就像一面镜子，能在纷乱世界中帮我找到自己。当然了，这个世界有不同门派的打坐之路，你可以选择一个自己上手较快的先入门，然后再持续精进。

第六，不断调试自己的任务难度。当自我精进速度变快的时候，需要调大任务难度。难度太小，会让一个人做事陷于机械化的困境，感觉索然无味；难度太大，又会让一个人失去信心。所以最好的方式就是不断地调试，实现动态平衡。Stephen R.Covey 在他的《高效能人士的七个习惯》一书中，讲述过“不断更新（Sharpening the Saw）”的重要性。不断更新是他书中的第七个习惯，强调一个人在身体、心智、情感、社交和精神领域，要不断自我更新，不断成长，以保持和提升自己的效能。

第七，一直追寻正反馈。之所以把它放到最后，是因为它是所有原则中最重要的一条。我在做小红书的时候，一直有创建社群的习惯，很多我的关注者都会进入社群，与我互动。如果她们发生了什么好事，也会及时告诉我。比如她们身体变得更健康，事业获得了更好的精进，身材变得更耀眼……姐妹们会把好事儿分享在群里，很多人看到后都会发出随喜赞叹。这个环节非常关键，这就是一个追寻正反馈的过程。当你取得了一点成绩（尤其是在新的事情上），一定要收获鲜花与掌声，在正向声音中得到自我价值的肯定，这样你定会继续精进，因为你知道你还会持续进步，取得新的成绩。

以上7条是建立心流体验的基本法则，对你能创造出让人惊喜不已的“平行世界”至关重要，期待你用此法在另外一个世界维度上创造自我价值，并在这个社会持续产生更高维的价值。

05 /

与肾上腺素和皮质醇做朋友

我二十六七岁一出学校就开始创业，一开始完全不懂经营管理，我不断历练，一路向前，在企业经营的赛道上拼杀，曾经创下过连续三天未眠的纪录。

当时我体能很差，公司在大厦的三楼和四楼，每次电梯难排队的时候，我最恐惧的是走楼梯，每爬一层楼梯，我都会气喘吁吁，体力差到极致。后来，我在30岁那年被检查出有甲状腺结节，当时我想过把公司关了，我认为工作是让我得病的罪魁祸首。

其实，那个念头也就一闪而过。我转念一想，很多厉害的历史人物取得了诸多举世瞩目的成就，但他们依旧身体康健，不像我这样憔悴。这就说明一件事——在面对经营企业的压力时，有些人掌握了一套自我疏导的方法，故而总能轻松过关。而我们在最初面对压力、“打怪升级”的时候，还不能很好地解决这个人生“卡点”。

面对压力，我们到底该怎么做？

要知道，压力是有双向作用的。压力来临时，一个人会进入“战斗或逃跑”的反应中，此时肾上腺素分泌迅速增加，你的身体开始准备去应对紧急情况。与此同时，在应对长期压力时，皮质醇开始发挥作用，它帮助我们维持能量，恢复应对能力。这两种激素都是人类的好朋友，能够有效保护我们的身体。然而，若这两种激素的水平过高，也会侵袭我们的身体。所以，一个有效的“度”是很关键的。

如果我们无法调控外界压力，那么就需要调整我们面对压力的态度，也就是调节我们的思维方式。比如，我是一个女老板，公司有很多员工。我不能在压力事件来临的时候逃走，我得选择与企业一起战斗下去。在这个过程中，我面对压力时的态度是至关重要的。

研究表明，一个人如何评估压力源（如威胁或挑战），会影响肾上腺素和皮质醇的分泌。比如，在一件看似是坏事的事情发生的时候，内心积极乐观的人会认为这是一项挑战。这会刺激 Ta 的肾上腺素和皮质醇的分泌，激励其去积极应对问题。也就是说，激素分泌是与情绪密切相关的，积极的情绪会降低个体对压力的反应，分泌适量的激素；消极的负面情绪长期积累，可能导致激素水平过高，威胁我们的身体健康。

我们无法控制压力事件发生或不发生，但我们绝对可以学会调节自己面对压力的思维方式。

多年前，我开始学习世界六大宗教的经典读物，在读佛法时，被一部经典迷住了，它就是《金刚经》。里面有一句话让我参悟了多日，后来我又读了很多厉害人物对其的评述，这句话就是“应无所住而生其心”。本意指的是，心中不应该执着于任何事物或概念，包括自我、他人、物质及各种感情。在这样“无所住”的人生境界下，就会产生一种清净、自在的心。这样的心无疑是自由的，不会受到外界影响的，能够帮助你平静地面对生活中的种种变化。

如果一个人的喜怒哀乐始终被他人所牵引，那么你的人生无论如何都不会拥有终极幸福，因为你的快乐与幸福是“有条件的”。这个世界的天地万物给人类的滋养都是没有条件的，阳光没有条件，雨水也没有条件。万物恩泽于人类，都没有任何条件。而我们偏偏会把人生的开心与痛苦，嫁接在一些“条件”上。

比如企业发展遇到了困境，比如你遭到了背叛，比如你的所爱之人离你而去……这些生活中的无常不应该成为你的“压力事件”。它们只是生活中的“发生”，要用“平常心”去看待它们。

我这些年的修炼心得是：保持自己与外部世界的心理距离，抽离出第二个“我”。原本的自己，被我称为人生 1.0 版本，每天在江湖中打拼，然而还有一个更高维度的我，在这个世界的另外一个维度中享受着幸福的人生。我视 1.0 版本为“历难版”的自己，我相信没有磨砺就不会有升级后的自我出现。就像玩游戏，刚开始入局时都是“小白”，经过持续积累才能升维。

我有家人平时玩“王者荣耀”，等级很高。她每年都会花费很多时间和精力，在游戏上耕耘，不断经历失败，不断修炼自己，不断在新的赛场上磨砺自己。每一局遇到的人的水平参差不齐，保不齐会遇到一些人品不佳的对手或者水平很“菜”的队友。然而，这是一个协作型游戏，终究需要集体获胜才能走上巅峰时刻。“学会在妥协中升级”是她通过游戏参悟到的人生真谛。

《心经》中的一句话“色即是空，空即是色”广为流传。小时候看电视剧时，经常听到剧里的老和尚念叨着这句话，奈何我年龄太小，不懂其中真谛，长大后对它的理解更深刻一些。

“色”与“空”无疑是一种对立统一的关系。在面对压力与困难之时，看透事物本质，自然会拥有更多的内心平和。

截至写书这年，我经营企业 12 年，前 10 年我一直在努力证明自己的价值，但这些年随着自己经历了诸多困难，修为也在不断提升，我的认知也逐渐发生了变化。经营企业就是一种自修方式。其实不光是自己创业，经营家庭、做一份简单的工作，都是一种很好的自我修炼过程。世界变幻莫测，我们要借着这份变化持续地修炼自己。

稻盛和夫把自我修炼的场所设置为自己的企业。他拯救企业于水深火热之中，同时内观自我，更好地理解了心性，也铸就了更好的自己。他的六项精进法则为人称道，我一直将其中的第一条奉为座右铭——“付出不亚于任何人的努力”。有的时候即使努力付出后什么都得不到，还是要竭尽全力去付出。人生成就是在过程中实现自我，而结果只是一个自然的表达方式，生命本来就是一场什么都带不走的旅行。

Chapter Two

2

身材管理手册

/ 01

设置理想身材目标

我对自己理想身材目标的设置是从 37 岁才正式启动的。小时候，我的审美启蒙备受压制，我妈教导我，一切都要以学习为重，家务不用做，节省时间去学习；更不允许打扮自己，这同样很浪费学习时间。

我仍然记得，我的高中只要求周一穿校服即可，可我天天穿，同学们都笑话我校服是租来的。我认为每天穿校服很节省思考穿什么的时间，那个时期我认为应该把更多时间放在学习上。

到了大学时代，我的审美意识也并未得到过任何启蒙。我没有一个对自己的设定，更不清楚自己的风格，也不了解自己的喜好。社会流行穿什么，我便跟着穿什么。然而，这不代表我每年花很少的预算去买衣服，相反，我每年会花很多钱去买买买。一个人不了解自己的需求，他所产生的支出是混乱无序的，买衣服如此，报名学习如此，经营家庭及企业也如此。

乱买，还不如不买。

去年，我的公司启动了一项新业务——IP的孵化业务。一位女企业家入选，她特别想打造自己“会买衣服”这个亮点。在一对一沟通时，我问她：“你选的衣服一般是什么风格呢？”她愣住了，想了一会儿后回复我：“我也不知道。”我说：“你回家把所有衣服都整理出来分分类，就知道自己是什么风格了。”果不其然，她回家后，打开衣橱，花了整整两天，也没有理出自己到底是什么风格。她给我发信息说：“萌姐，我买的衣服太乱了，我根本不知道自己适合什么。”

人就是这样，没有谁一开始就知道自己到底适合什么。

身材打造也是如此，我从最早的不懂，到后来的懵懵懂懂，再到最后明确我的需求，并离理想身材目标越来越近，是有一个发展过程的。身材现在已然成为我引以为傲的部分。

2023年4月，我去泰国打职业拳击赛，其间我邀请了摄

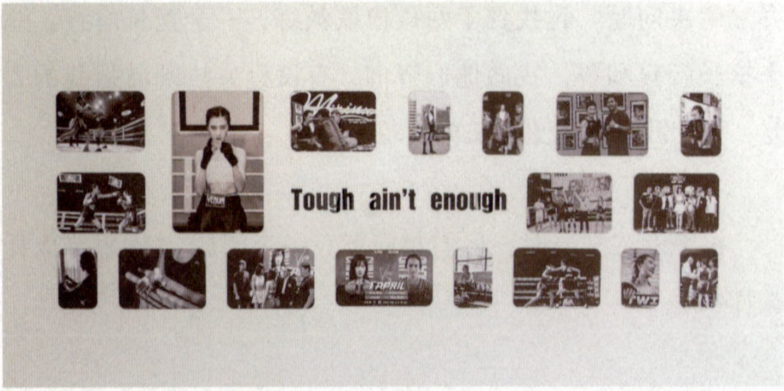

公司健身房的墙壁

影师同行拍摄。回国后同事们把我在泰国比赛的照片整理出来，并把它们贴在了公司的健身房墙上，想激励大家一起好好运动。

我每周一三五都在公司健身房打拳，经常有机会端详自己的身材。我发现自己虽然看起来很瘦，但我的肉很松，那个时候也有网友评价我“毫无训练痕迹”。此外，我打拳击的时候力量感始终不足，我本想在赛场上 KO（击倒）对手的，但我根本没有那实力。

认识到力量不足是我的主要问题后，我开始找攻略，想办法解决问题。我找到了两位撸铁教练，一个擅长肩背，一个擅长腰腹和臀，我向他们咨询，有没有方法既增强我的力量，又让我看起来更有肌肉线条感。

在跟教练交流时，他们都问了我一个问题：“你想练成什么样？”

是啊，我到底想练成什么样？我就在网上搜集各类照片，最后锁定了莱蒂齐亚，她的身材是我心之所向的。我记得有一次她在做演讲，可我一直盯着她充血的二头肌和三头肌，觉得非常迷人，充满了女性力量。我很喜欢这种感觉，但又觉得她的围度有点大，我希望变成一个小版的莱蒂齐亚。

在锁定莱蒂齐亚的身材为目标后，我打印了数张她的照片，贴在我办公室的墙上，一走进办公室，便可看到她的细腰、翘臀、结实的后背以及有力量的手臂。

设置目标是身材管理最重要的事。请问你的身材榜样是谁？请写下 Ta 的名字。如果此刻你不知如何回答这个问题，就需要花些时间在目标设定上。目标设定的意义远大于做事本身。

设置身材目标通常包括以下几个维度。

第一，身材轮廓设定。如果你训练过美术技能就知道，画人物时最重要的除了神韵，还有轮廓。不仅是人，还有建筑物、自然风景等，西方美术学中都需要先对其轮廓进行基础描摹。设置身材目标也是如此。一个成年人的身高很难改变，但是有6个“围”是可以通过努力进行放大或缩小的，即胸围、腰围、臀围、大腿围、小腿围及大臂围。这几个围度对身材轮廓非常关键，其中胸围、臀围最好无限接近，而腰围要尽可能与胸围、臀围有差异性，形成女性的迷人曲线。大腿围、小腿围及大臂围这3个围度在夏天都会展露出来，也会有修饰身材的视觉效果。

第二，体脂率设定。体脂率是人体内脂肪总量占总体重的百分比，是评估人体健康及身材的重要指标。体脂率较低的身材，一般看起来有较为明显的肌肉线条，那种软软的白肉感会相对较少；较高的体脂率则会使一个人显得比较圆润。

第三，BMI值设定。BMI就是身体质量指数，是通过体重和身高计算出的一个数字，用来评估一个人是否处于健康范围内。体检的时候一般都会看这个数值，可通过该数值来评估身体的健康风险。与之前提及的体脂率相比，BMI有一定的局限性。比如，它不区分脂肪和肌肉。肌肉发达的运动员BMI值较高，但这并不意味着他们的体脂率高。此外，BMI也无法反映脂肪在体内的分布情况，如腹部是不是囤积了很多脂肪。有些女孩虽然BMI值已经很低，可是肚腩仍然很大，肚子上的肥肉较多。

第四，肌肉线条和体态设定。你希望自己有紧致的身材，还是要有一定的肌肉感？这是关于审美的重要抉择。我对理想身材的目标是希望自己有肌肉线条，但不必像莱蒂齐亚那么明显，这就需要我控制自己的训练强度，比如，我在力量训练中的训练重量和训练次数就需要很注意。

一个优秀的教练能帮助你抵达理想身材的彼岸，但你必须明确告诉他自己的需求，更要对彼此的审美进行一致化校准。比如，我的撸铁教练们都非常喜欢让我冲重量，他们虽然不认识彼此，但都对上重量这件事非常痴迷，让我一次又一次征服更大的重量让他们倍儿有成就感。然而，你要知道，冲击重量会让你的围度增大，你需要问自己是否喜欢“肌肉虬结”的状态。这时候与教练进行审美校准就很关键，统一好你们对审美的标准，请他协助你完成身材目标。

在肌肉线条方面，你要确认自己到底喜欢哪个部位的线条，是臀部、胸部、背部、腹部，还是手臂、腿部。比如，我确实很少练腿，我不太喜欢腿部有粗壮的肌肉，更重要的是，拳击运动对腿部灵活性的要求很高，频繁的腿部训练会与这个目标相违。我会花更多时间去训练背部及腹部。

第五，脸部与身体的皮肤状态设定。过去我总有一个错误的观念——我还没有到抗老的年龄，现在无须做这件事。然而给一个苹果保鲜的最好时刻就是当下。当我了解“冻龄”的概念后，我就明白要尽早进入“护肤专家”的角色中，让自己尽早建立护肤观念。我在一年内体验了 100 家美容及医美机构，跟很多皮肤专家、美容师请教变美思路，并按照我对自己皮肤的要求，打造了一个“家庭美容院”。我总结出了

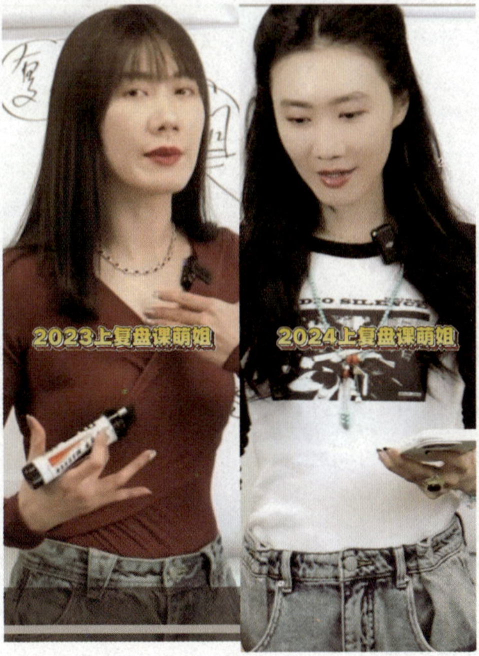

学生发给我的 2023 年与 2024 年我的面容对比

一个重要的变美公式：

解决皮肤问题

= 50% 口服 + 25% 科技 + 25% 成分

以此理念指导我的护肤工作后，仅一年我就发现自己在皮肤轮廓、紧致度、平整度及肤质上都有了显著的提升。即使我完成直播工作后凌晨四五点才回家，也会认认真真做好护肤工作。每天坚持护肤，久而久之效果显著。

第六，头发的茂密程度设定。我小时候头发非常稀少，从出生直到两岁多，妈妈一直给我剃光头。后来上幼儿园了，我央求妈妈给我留了长发，但是那个时候我的发际线非常靠后，发缝也非常大，发质更是细软。到了 2023 年，我的发际线越来越靠后，无奈之下，我留了一段时间齐刘海，因为我的发型师说这样能够遮挡我已经后移的发际线，也在一定程度上解决了发缝大的问题。

可我不是任由事态发展的个性，我一直努力去寻找解决头发问题的方法。后来在哈佛上学时，一位学姐给我推荐了一些补充剂，我开始通过“50%+25%+25%”公式来解决头发稀疏的问题。在这期间我读了很多这个领域的书，最推荐《头发保

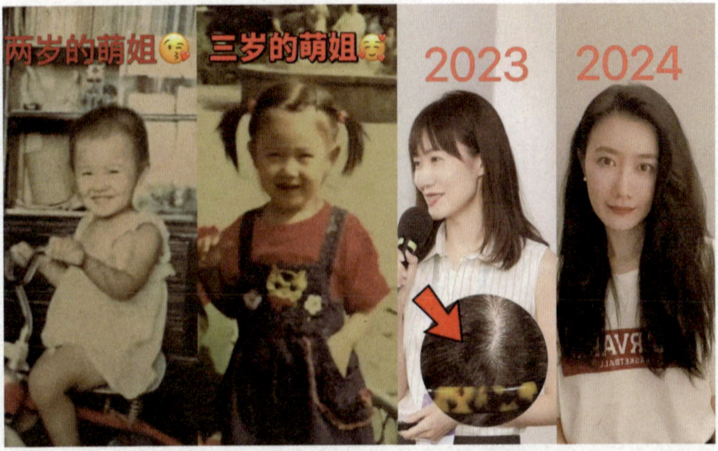

我的“海藻发”之旅

卫战》，它是我解决头发问题的理论指导。通过口服补充剂、各类光照科技及护发成分的滋养，现在的我拥有了一头“海藻发”。

以上 6 个方面是对身材管理的整体思考，可以围绕这些方面进行目标设定，建立一份身材档案。不过，切勿操之过急，很多人总是特别急于看到结果，付出几日便期待有一个大结果，对结果过于乐观，对过程从不忍耐，导致自己的身材计划一次又一次地破产。有恒产者有恒心，身材是值得你一辈子付出、耕耘的产业，值得你持久投资、用心经营。

02 /

减脂还是减重?

很多人都认为，减肥就是减体重。很多朋友动不动就称量自己的体重，然后就开始身材焦虑。殊不知，身体的重量是由以下5大部分构成的。

首先是水分。在人体中，60%~70%的体重来自水分。水分存在于细胞内外、血液和其他体液中。

2023年3月底，我去泰国参加WBA职业拳击比赛。在比赛前一天有个“称重环节”，因为职业拳击赛是按照量级去比的。所谓的量级就是体重，当时我打的是48.99千克量级（次蝇量级），比赛双方都不能超过这个体重。

当时在称重仪式上，有位其他国家的男子拳击手，第一次称重时没有达标，多了0.5千克。裁判要求他立即减重。只见他穿上了暴汗服，在 40℃的泰国正午跑了一个多小时。然后他脱下衣服重新称重，体重果然就达标了。

这种减重其实是脱水——这是在所有减重中速度最快的，当然也是恢复原体重最快的，通常仅需补充水分和电解质，即可回到原体重。很多想减肥的朋友发现突然有一天轻了 2 斤，可能减的是体内水的重量，并不是你真正想减掉的“肥肉”。

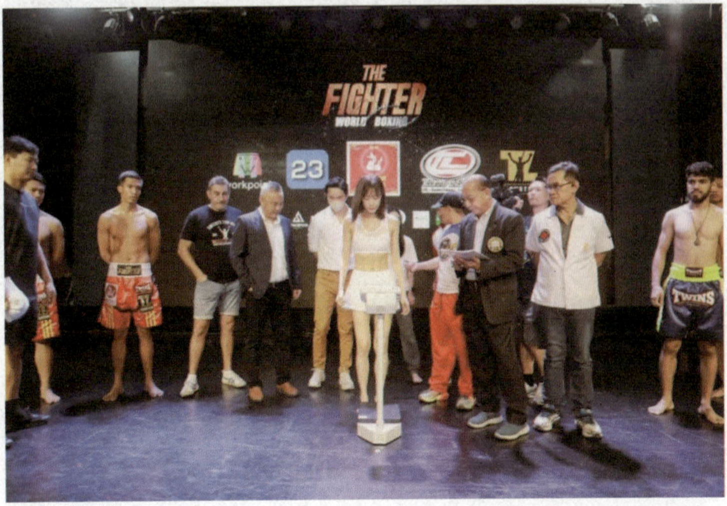

职业拳击赛前的称重环节

其次是肌肉。它是人体体重的重要组成部分。对经常进行力量训练的人来说，肌肉的密度比脂肪更大，但体积往往更小。很多人都说自己是肌肉腿，看起来不好看，还有很多朋友喜欢纤细的身体，想减掉自己的肌肉。

殊不知，肌肉是全身上下最不应该被减损的部分之一。肌肉不仅是身体力量的来源，更是能够提高人体新陈代谢能力的组成部分。一般情况下，肌肉组织在静息状态下消耗的能量比脂肪更多。增加肌肉质量可以提高我们的基础代谢率，也能更好地帮助减肥者燃烧卡路里，帮助我们减少多余的脂肪。更重要的是，肌肉能帮助我们预防骨质疏松，它还能帮助改善体态，减少因为肌肉不平衡导致的脊柱和关节问题。

多年前，我们全家人一起去滑雪，结果我妈在雪场门口跌了一跤，就立即骨裂了，养了好几个月才好起来。后来她检查了骨密度，发现离标准值差距很大，那个时候她还没有开始撸铁，肌肉含量大大不足。2018 年她开始健身，直到现在，每周 14 练左右，其中包括 4 次肌肉训练。她今年 68 岁，肌肉紧实、漂亮至极！

此外，定期进行肌肉锻炼还可以改善心血管功能，也能辅助降低患高血压的风险，对整体心血管系统都有帮助。对女性来说，它还能帮助我们调节体内的激素水平，尤其是调节胰岛素的敏感性。

第三是脂肪。脂肪分为皮下脂肪和内脏脂肪两种。如果想要减脂，就要先了解脂肪燃烧的原理。一般来说，在脂肪被燃烧之前，人体优先燃烧的是糖分。在日常生活和短期高强度的活动中，人体会优先利用血糖和肌肉中的糖原。糖分比脂肪转化成能量的速度要快很多，且这个过程无须氧气参与。人体遵循“效率优先”的原则，体内的血糖和肌糖原成为优先供能的先锋。

这就意味着，你如果控制不住自己的嘴，那么减肥计划就会一直被搁置在这个阶段，无法往下继续推进。如果你进入一个中等强度的有氧运动中，身体会逐渐增加对脂肪的利用率，这个时候脂肪燃烧速度较慢，但它可以为你提供更多的能量。当你经常做有氧运动，如慢跑、游泳、骑行等，身体逐渐过渡到以脂肪为主要能源，特别是当一个人的糖原储备消耗殆尽时，比如在长时间的运动或者极度辛苦的体力劳动后，身体就会更多地将脂肪作为主要能量来源。

第四是骨骼。骨骼的重量取决于骨骼的大小及骨骼的密度，成年人的骨胳通常占身体总重量的 15% ～ 20%。

第五是器官。比如，一个人的心脏、肝脏、肾脏，以及皮肤、血管等。

以上 5 部分共同组成了我们身体的重量。所以，当你每次站上体重秤的时候，你称量的也是这 5 部分的总和。其中，水分、骨骼及器官的重量是不能被减少的，肌肉的重量还是要增加的，唯有脂肪的部分，是可以在合理范围内适当减少的。对于希望减脂的朋友来说，你需要的是一个体脂秤，而不是普通的体重秤。

体脂秤，也被称为智能秤或身体成分秤，它使用生物电阻抗分析（BIA）技术来估计出体内脂肪、肌肉、水分及其他组织的占比。当你站在秤上的时候，脚底发出微弱的电流，由于肌肉、脂肪对电流的传导性不同，因此可以通过这个原理估算出体脂数值及其他相关数据。

要明确的是，虽然体脂秤可以为你提供更多的信息，但它的准确性也会受到一个人的水分状态、饮食及皮肤温度的影响。因此，尽量选择在每天的同一时刻去测量很关键。比如，我通常的测量时间是每天早起时，这样也方便做数据对比。就像看体检报告一样，你应该关注自己的波动情况。

我一周 6 次训练，3 次拳击 3 次撸铁。体脂秤可以辅助我观察肌肉的增长情况，我会比较关注训练部位的肌肉，如上肢或腰腹部位等，以此来评估平时身体训练的有效性。此外，我每个月都会有 4 天的 24 小时断食，以及每日的 16+8 饮食，有些时候我也会尝试 18+6，甚至是 20+4 饮食。我是一个比较追求数据化的人，会持续保持对体脂率的监测，来反观身体的情况，通过辅助监测工具，来验证自己的决策水平，以及努力方向的正确性。

我曾在《人生效率手册》这本书中介绍过“单点突破法”，它是我进行时间管理的方法，其中包括计划、实施、总结、评估，到再次计划，形成了一个有效的闭环。效率手册和总结笔记是两个时间管理工具，能精准评估出一个人的计划是否得以执行，以及复盘出他的时间利用率。

在减脂道路上，也可以采用单点突破法。设置理想身材目标，就是单点突破法中的“计划”部分；每日做饮食、运动计划等属于“实施”的环节；体脂秤是见证努力的成果，属于“总结”的环节；评估你的阶段性效果及训练计划的执行程度，再根据数据，与教练、营养师重新调整自己的身材计划，这一部分则属于“评估”环节。

2023 年 9 月我开始在小红书直播，刚开始非常不适应它的直播时长，最短也需要 12 小时，长一点就需要 15 小时。这对一个人的精力、体力来说是一个大考验，但更折磨人的

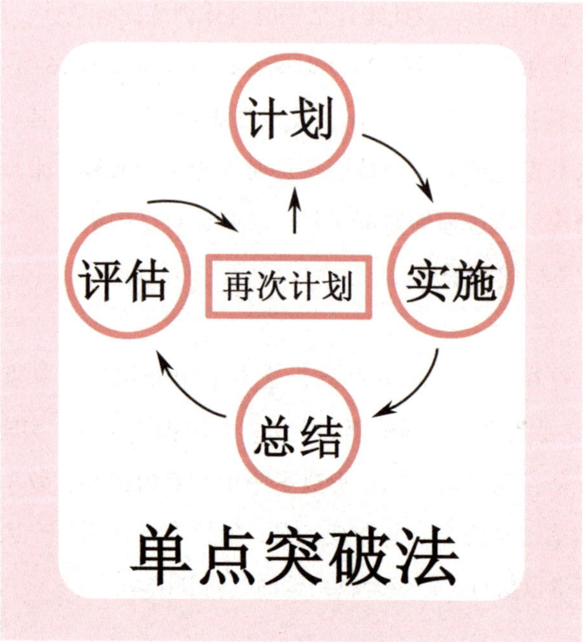

单点突破法

是，周围的工作人员都可以正常进行一日三餐，而我作为主播，只有一张嘴，如果说话就不能吃饭，所以刚开始我非常不适应这项工作。

这样的大场直播我每周都有一次，但我不能让每次直播都成为我的煎熬时刻。后来我就想，与其看着同事吃很不爽，干脆一不做二不休，转变心态，把这一天改为断食日多好！要知道，断食对于减脂是很有帮助的，除此之外，它更是一种古老且被现代科学研究支持的做法，可以通过激活细胞自噬能力，对身体产生多种益处。所以我把直播日当成断食日，全情投入至直播工作中，这就产生了“1+1 > 2”的效果。我的亲身经历也是我设置计划、再通过实际的实施情况去调整评估的重要方法。

此外，值得提醒的是，千万不要过度减脂。《论语》里讲“过犹不及”，脂肪不仅是我们的身体储存能量的形式，也是重要的生理活性物质，它在调节激素等方面起着至关重要的作用。

如果一个人的体脂过低，往往会荷尔蒙失调，比如月经不规律，甚至停经的情况也时有发生。体脂过低时，身体会进入一种“节能模式”，它会减少非维生所必需的能量消耗。它也会影响女性的排卵和生殖健康。不仅如此，体脂过低还会导致骨密度下降，加速骨质流失，尤其是对青少年和绝经后的女性来说更是如此。体脂过低还可能导致免疫功能下降、身体体能水平变差等。因此，制订一份合理范围内的减脂计划就显得非常关键。

03 /

You are what you eat

一个人的饮食习惯往往是被他的生活方式所塑造的。我在北京师范大学读本科的时候，来自四川的同学很多，我们宿舍楼下就有一个川菜食堂，叫学五食堂，里面几乎所有的菜都非常辣。我整个大学时期几乎顿顿饭都在这个食堂吃，我也从刚开始吃辣承受不住，到后来慢慢习惯，再到最终的无辣不欢。当年流行一种麻辣香锅叫“变态辣”，我对这种辣味甚是喜欢。到后来我这个吃辣的习惯愈演愈烈，甚至到了“不吃辣就吃不下去饭”的程度。

然而，如果你知晓我今天的饮食习惯，就会知道我们家油、盐及其他调料都用得极少，我喝汤时甚至很少加盐，只要吃上一点辣就会完全受不了。十几年前的我是我，现在的我同样是我，但这两个时期的生活方式真是相去甚远！你看，一个人的口味是可以“培养”出来的。

今年，我已经成为一个 100% 的素食主义者（Vegan）。英语中有两个词汇都代表素食者，但有着不同的含义，它们是 Vegetarian 和 Vegan。Vegetarian 指的是避免食用肉类（包括红肉、白肉和海鲜），但往往会吃鸡蛋或乳制品；而 Vegan 指的是不食用所有的动物性食品，包括鱼、肉、蛋、奶。

很多人关注我的社交媒体，大家经常会看到我发一些餐食，早午晚餐都有，全部是各类蔬菜、豆类、菌菇类等。大家可能会认为我以前也吃素，殊不知我以前却是一个“无肉不欢”之人。

记得小时候，我甚至早饭就开始吃肉，然后再去上学，直到 2016 年，我被查出患了甲状腺疾病，这才慢慢关注自己饮食习惯的问题。那时候流行一种减脂方法，即每天你需要给你的饮食督导拍下你所有要吃的东西的照片，然后他会帮你检查是否合理，会告诉你哪些可以吃，哪些不可以吃。那是我开始减重的第一年，也是我关注抗炎饮食的第一年。

这些年我读了大量跟抗炎饮食相关的书，发现一个趋势，即抗炎素食化。比如，我推荐过很多次的《救命》这本书就有很好的代表性，它来自格雷格医生，是关于健康饮食和疾病预防的畅销书。书中介绍了科学证据支持的饮食方式，来帮助读者预防和逆转许多常见的慢性病，如心脏病、糖尿病、高血压、中风等，还提供了“每日十二清单”，列出的每天要吃的食物中没有一项是鱼肉蛋奶，而书里也罗列了鱼肉蛋奶可能带来的健康风险。

我从 2016 年开始慢慢减少鱼肉蛋奶的摄入，直到 2023 年，用了 7 年时间，才把除了酸奶外全部的鱼肉蛋奶给戒掉了，到 2024 年年中，我终于把最后一项酸奶全部戒掉。如今，我终于成为一个 100% 的素食主义者了。

如果你希望过又忙又美又健康的生活，那么以下几项饮食方面的建议应当留意。

首先是抗糖。糖化反应（Glycation）是指糖分子与蛋白质、核酸等化合物中的氨基间发生的非酶催化过程。这种反应会产生晚期糖基化终产物（AGEs），AGEs 会对人体健康产生多种不良影响。

糖化反应会改变蛋白质的结构和功能，影响它的正常运作，如使胶原蛋白失去弹性，导致皮肤老化和皱纹的形成。它包括内源性糖化和外源性糖化两种。内源性糖化一般由体内的高血糖水平所诱发，在糖尿病患者中表现尤为明显。而外源性糖化一般是通过饮食摄入，高温烹饪，如煎炒烹炸等，均会促进 AGEs 的形成。高糖、高脂肪的加工类食品中也含有大量的 AGEs。

糖化反应会对皮肤产生多种负面影响，尤其是会加速皮肤衰老以及破坏皮肤的弹性。要知道，皮肤的紧致与弹性一般依赖于胶原蛋白及弹性蛋白。然而，糖化反应会使这些蛋白质与糖分子相结合，形成不可逆的 AGEs，改变胶原蛋白的基本结构，让它变得僵硬无比、不易修复，进而导致皮肤下垂、松弛、失去弹性、失去光泽。此外，被糖化的胶原蛋白会失去活性，皮肤的支撑力也会减弱，皱纹也更容易产生。特别是 I 型胶原和 III 型胶原，会被糖化反应破坏，直接导致皮肤的老化蔓延。糖化反应产生的 AGEs 会累积在皮肤的真皮层，会影响皮肤的光泽度；与此同时，AGEs 还会与其受体相结合，进而触发炎症和氧化应激反应，进一步破坏皮肤细胞的健康。

在饮食中，需要减少糖分的摄入，要尽量避免添加糖及甜品、饮料等高糖食品。此外，有一些“糖炸弹”会披着马甲来到你的餐桌上，白米饭、白面包、蛋糕等精制碳水的摄入，都会诱发你的糖化反应。我通常会选择低 GI 食物，如全谷物、绿叶蔬菜及豆类，它们可以减缓血糖升高的速度，减少糖化反应。此外，尽可能多补充一些抗氧化食物，如羽衣甘蓝、蓝莓、黑莓、非油炸坚果、绿茶等，它们可以协助抑制 AGEs 的生成。另外，我也会口服一些抗糖类的补充剂，口服胶原蛋白，辅助我的抗糖美肤之路。如果你对抗糖领域感兴趣，推荐阅读《抗糖美肤术》这本书。

除了抗糖，我推荐大家学习断食方法。断食是指在一定时间内完全或者部分停止进食，只摄入极少或者不摄入任何卡路里食物的饮食方式。断食可能是文化、医疗或者健康方面的原因，近年来越来越多的学者及对健康生活方式感兴趣的人开始关注断食方法。

一种是间歇性断食，这是一种比较好入手的断食方式。常见的是16+8、18+6，以及更严苛的20+4，它们分别指每日断食16、18、20小时，另外的8、6、4小时内可以进食。在断食期间，身体通常没有外部能量的摄入，会逐渐消耗储存的糖原，并开始通过分解脂肪产生能量。这时酮体会生成，同时胰岛素水平降低，身体进入代谢修复和清理模式中。进食的8、6、4小时是补充身体所需的营养，但进食时间的限制能够减少总热量的摄入，让管不住嘴的人避免暴饮暴食。

间歇性断食法可以帮助我们减少热量的摄入，也能促进脂肪的燃烧。我基本每天都在进行间歇性断食，正常情况下我每天都进行16+8，有的时候我会尝试更加严格的18+6或者20+4。

另外一种是长时间断食，这种方法的断食时间可以超过24小时，长达数天甚至一周，通常用于特定的健康疗法。通过加大能量缺口、延长代谢调整时间，激发一些深层次的身体机制，由此带来健康方面的益处。然而长时间断食对身体影响较大，一定要在科学指导下进行。在此推荐德国医生Andreas Michalsen所写的《断食》一书，我曾经跟作者本人直播连麦，他提出，70%的慢性病都是过度饮食引发的，断食是一种拯救超负荷身体的方法，也是一种让人远离心血管、神经、内分泌、消化及免疫系统疾病的方法。

长时间断食可以让身体进入酮体生成状态，在长时间断食的过程中，身体会耗尽肝脏的糖原储备，开始利用脂肪分解产生的能量，这不仅能助力一个人的减脂道路，还能帮助改善代谢健康。长时间断食对燃烧腹部和内脏脂肪特别有效，也能减少脂肪堆积产生相关疾病的风险。

它还能够激活更强的细胞自噬，也能清理受损的细胞。这种修复组织的机制在抗衰老领域至关重要。通常情况下，一个人在断食16～20小时后开始逐渐激活细胞自噬，而更长的断食会进一步加强细胞自噬过程，也能清理细胞内的废物和受损的蛋白质，可以预防神经退行性疾病，以及提高细胞功能，延缓衰老。

一个人在践行长时间断食的时候需要逐步去适应，尤其是初次尝试的人，从间歇性断食开始比较好，再逐步延长断食的时间。此外，需要保持水分的摄入，防止脱水，如果断食超过 24 小时，一定要补充电解质以维持体液的平衡。如果身体出现了异样情况，应该立即终止断食。

《运动改造大脑》的作者 John Ratey 教授曾经在书里提出“You are what you eat”，一个人会被自己的饮食习惯所塑造，但任何习惯都可以被新的生活方式所替代。我始终认为，改造大脑永远都是最重要的事情，一个人的认知改变了，他的行为习惯才能有所改变，他的新世界才能到来。

/ 04

运动改造大脑

在30岁以前，我唯一参与过的运动是学校的运动会项目。当时为了班级的荣誉，我报名了长跑比赛，并拿到了第二名的好成绩。

原因很简单，提前两个月，我妈每天陪我早起去体育场跑步。我记得刚跑步的时候，我很恐惧，每次跑完腿部都瘙痒无比，而且总觉得脖子像被人掐住了一样，无法喘息。虽然我在比赛中取得了好成绩，但我的运动时间也仅限于比赛前那两个月。比赛后当天，我立即停止了所有的运动，因为运动给我带来更多的是痛苦而非快乐。

以前，我从来没有探寻过自己喜欢什么运动，那时，运动对我来说毫无意义。直到我30岁那年生病的时候，医生对我讲，你需要坚持做一项运动。那个时候，我翻遍各类跟运动相关的书，直到找到了《运动改造大脑》。这本书改变了我的一生。

这本书由 John Ratey 博士领衔写作，探讨了运动对大脑功能的影响，涵盖学习、情绪与认知等多个领域。这本书对我影响深刻，书里提到了一个观点，“其实运动不只是为了减重，更是为了让身体各方面获益”。不得不承认，我即刻被说服了。原来运动不只是运动，更是一项意义深远的人生计划。

有一次我在直播时与 John Ratey 教授连麦，他说他与年迈的妻子最喜欢的运动是跳舞。跳舞对手脚的协调性有要求，这种协调性训练成了教授与他的妻子一起锻炼脑力体力协同发展的一项工具。

读完这本书后，我下定决心，一定要找到毕生钟爱的运动。在友人的推荐下，我尝试过多种运动，直到我开始练习泰拳。我至今都记得第一次练习的情景。我的教练是菲律宾人，他带我进行的训练是每三分钟打一轮，然后中间休息一分钟，接着再打下一轮，循环往复。可体能差到极致的我，只打了一个三分钟，就面色惨白，天旋地转，整个人都要晕倒了。我瘫坐在地上，一动不动，看着旁边训练的学员，觉得自己怎么如此之差……

然而，我也明白了一个道理，运动不能停，要持续训练才能有所突破。第一年，我运动的次数是 90 次，第二年就变成了 180 次，第三年就达到了 240 次……没过多久，在教练的指导下，我由泰拳转向了拳击训练，接着就开始实战训练。我的运动之旅正式开始了。7 年后，我在 37 岁那年成为一名职业拳击手。只要坚持，一切皆有可能。

首先，需要设置明确的运动目标。比如，是为了减肥、增肌、提高体能，还是改善情绪？对于小白来说，短期目标比长期目标更重要，要时刻寻求有效的正反馈激励。我刚开始设置的目标是找到一项自己可以坚持下去的运动，所以我选择了有趣的泰拳训练。那个时候我也尝试过高尔夫、跑步、网球、游泳及撸铁，然而我觉得泰拳无疑更有趣一些。

这是我第一阶段的目标，完成后，我即刻设置第二阶段的目标——减肥。我身高接近 174cm，2016 年下半年我的体重近 130 斤，而 2017 年我的体重就降到了 100 斤左右，2018 年变为 90 多斤。拳击作为一项有氧运动，在一定程度上辅助我实现了减肥目标。

其次，选择适合自己的运动，切忌人云亦云。只有选择喜欢的运动，才能坚持训练不放松。不尝试就永远无法知道自己到底喜欢什么。很多人无法在一开始就找到自己热爱的运动，所以最好的方法就是尝试多样化的运动，最好多报名一些体验课，多感受一些不同的训练方式，甚至有条件可以多找几个教练，感受一下他们的专业度。千万不要一时冲动就充值一张长期卡，不妨先上不同类型的体验课，然后再综合做决定也不迟。

此外，一定要考虑可持续性。我在选择运动项目时不会考虑团体运动（足球、篮球、排球等），一方面是因为自己社恐，另外一方面是因为平时工作较忙，很难去在别人设定好的时间内安排运动，我需要更灵活的运动方式。

另外，运动一定要就近进行。如果你需要花费很多交通时间，往往就会无法坚持到底。不妨在家或办公点附近找一家健身房，步行能到的距离是最好的。还要考虑的是独自运动还是团体运动，我非常喜欢安静，平时工作已甚是喧闹，所以我一般选择独自运动的方式，尽享一个人的宁静。

最后，选择合适的领路人非常关键，我的拳击之路之所以能走得顺利，还能在比赛中拿奖，是因为我有一个好教练，他指导了国内多名职业拳击手取得了赛场上的胜利。我的塑形之路之所以很顺畅，是因为我的撸铁教练自己的身材也非常好，他每日都会进行身材雕刻。

第三，制订一份运动计划很关键。大部分人的运动都是三天打鱼两天晒网，因为他们不曾有一份可执行的运动计划。一份能执行下去的计划需要符合SMART法则。S指的是Specific，目标需清晰具体，要具体到每周运动几次，分别是哪天运动，哪个时间段，做什么运动，越具体越好。列完计划后需要即刻将其写在《效率手册》上。M指的是Measurable，可衡量的，每次运动应该有实时记录数据，如运动时长、卡路里消耗、心率等，如果你有减重需求，还应该包括脂肪减少量等。A指的是Attainable，可达到的，比如你是一个运动小白，刚开始的运动计划就要循序渐进，而不是采用急功近利的运动方式。每个人的健康水平不同，应该结合自己的身体情况去制订适合自己的运动计划。R指的是Relevant，相关的，这个相关指的是运动计划要与你的个人目标相关，比如，你要减脂，那么就应该选择有一定强度的有氧运动，而不是低强度的散步。T指的是Time-bound，有时间限制的，任何计划都应该设置一个里程碑目标，该目标达成后，应该即刻调整计划，再为自己设置一个全新的目标。

第四，学习正确的运动技巧。每项运动都有它的专业性，读书、向专业人士学习是少走弯路的最好方式。很多朋友刚开始进行器械训练时，干脆就坐在器械上直接去用蛮力拉拽，其实所有的器械训练都有发力技巧，在未经指导的情况下随便做，结果是该训练的部位没有训练到，反而还造成了运动损伤，这些损伤叠加在一起，会对身体产生诸多不良影响。在运动时，最好遵从专业指导，减少自己摸索的时间，以使自己早日达成训练目标。

第五，相信坚持的力量。运动绝非一朝一夕之事，任何运动要达成效果，都需要我们持之以恒的积累与日复一日的重复训练。在学习拳击的时候，教练跟我强调过课时累积的重要性，当时我不以为然。去泰国打完拳击赛后，我终于发现了自己拳击中的很多问题。在接下来的两年，我一直在针对弱点进行持续训练。而每一项弱点的克服，以及长板的增强，都伴随着课时的积累。现在，很多过去观察不到的细节我可以看出一二了，很多过去模糊的知识点我也有了深刻的印象，这些都是积累产生的价值。

第六，聆听身体的反馈。身体是会“说话”的，但仅对能听得懂的人说。有的时候我工作得非常烦躁，但只要拳击一练上，结束后就可以继续恢复工作状态。运动对我来说更是生活中的调节剂，一张一弛是我精力管理的秘诀。紧张的工作＋酣畅淋漓的运动＝为自己持续续航。另外，我非常注意运动相关的补充剂的摄入。运动时，我会配好美味的运动饮料——有机植物蛋白粉＋胶原蛋白＋MCT（中链甘油三酯）的混合物。我也会及时摄入电解质、氨糖、钙、镁等日常补充剂。

/ 05

减肥“心学”

一个人能否做成事，心态的作用要占70%以上。任何大事都不是一日做成的，皆需要有“精诚所至，金石为开”的信念。就拿减肥来说，在做这件事之前，一定要问问自己，是出于什么目的才做这件事的。因为只有极少数人的减肥之路可以取得成功，大部分人即使当时减下来了，也只是昙花一现，后来迅速反弹，以失败告终。

减肥，应该拥有什么样的心态？

其实，成事者的心态大都类似。多年前，微信公众号平台刚刚推出时，我的一位媒体界的朋友就开始做公众号，每天早上都坚持发一篇文章。一次，我跟这位朋友一起喝茶，他说自己不仅每天坚持写文章，还每天早起，每天写书法。我那个时候20多岁，刚开始创业，当即就暗下决心，也要坚持做一些“无用之用”的事情。后来我开始经营自己的微信公众号，每天 4 点发文章及早安语音。直到今天，8 年过去了，我那位朋友早已不发了，而我还在坚持做这件事。很多人早起后第一件事就是听我的语音，这已经成为他们的一种习惯。

其实减肥最重要的也就是坚持。“坚持”听起来带着一点苦涩的味道，我更喜欢的是“养成习惯”，这四个字听起来就没有那么苦，反而有一种酷。我现在一直保持着体重，较 2016 年的近 130 斤，减少了近 40 斤，是因为我更换了生活方式，换了一种活法。

前段时间我拍了一个视频，记录春节期间家人在外面吃饭时，我作为一个素食主义者的选择，便是“肉里挑菜”。我家人目前还都是荤素皆吃，我们一起吃饭时，都是各吃各的。我也能自得其乐，每次外食点的素菜都能吃得精光，我也并不会责备他们吃太多肉食，而他们也尊重我吃素食。这也是一种生活方式上的互相尊重。养成习惯，即可减少自己内在的纠结与自我斗争。试想，我之前并没有养成现在的饮食习惯，又怎么能在觥筹交错间从容地做出吃什么的选择呢？人生就是在不断选择中成就自我的。

不仅是生活方式的养成，减肥还需要有一些想象力。开始减肥的那年，我穿 28 ～ 29 码的牛仔裤。那个时候，我给自己买了一条27码的牛仔裤。每当我想多吃的时候，我就试试那条27码的裤子，发现双腿紧绷在其中，裤腰完全扣不上。然后我就开启了幻想模式，想象自己轻轻松松穿上那条裤子的美好情形。等我终于可以穿上27码的裤子时，我又给自己买了一条26码的裤子，我的减肥之路就是不断新买一条又一条更小码的“换裤”之旅。闭上眼睛，这些美好在想象中完成即可。

特斯拉和SpaceX的创始人马斯克还在创业初期的时候就告诉别人，自己会成为一名亿万富翁。当时很多人觉得他是异想天开，但他成功地将自己的幻想变成了现实，成了世界首富。著名的汽车行业奠基人亨利·福特先生，曾经幻想自己可以制造出一种“人人都能买得起的汽车”，并坚信自己能改变世界的交通方式，后来他通过流水线的生产模式，实现了他的“幻想”。想象力是一个人成功的基础，也是梦想之路的伟大开始。我每年生日都会祈福，希望自己持续拥有想象力，力求创新的人生才够精彩。

在所有的心态中，最可怕的就是急功近利的心态。急功近利是指追求短期利益或快速成功，而忽视了长期利益和稳健发展。这种心态往往会导致决策失误或带来不可挽回的损失。小时候我们都学过“揠苗助长”这个成语，讲的是一个农夫为了让庄稼长得更快，用手把苗都拔高了一些。禾苗看似长高了，但因为根部被破坏，都枯死了，他最终颗粒无收。无独有偶，在伊索寓言中，“鹅与金蛋”的故事也阐述了这个道理。一个农夫发现了一只每天能下金蛋的鹅，但因为贪婪，他急于获得更多的财富，于是杀掉了这只鹅，结果却发现鹅的腹中并无任何金蛋。

在减肥时，同样存在大量急功近利的案例。比如，为了快速减重而采取极端、不健康的方式，如极端的节食行为，最终导致自己报复性地暴饮暴食。也许有人会认为极端节食跟我们之前讲过的断食是一样的，其实不然。断食是一种有计划的禁食行为，通常有明确的时间限制，而极端节食一般是长期极低热量的摄入，导致摄入营养不均衡。断食是在科学指导下进行的，是对身体有益的，而极端节食对身体是有害的，往往会造成暴饮暴食的行为。

在减肥过程中，通常还会出现一些自我否定的行为。这是一种低自尊的状态，总觉得自己不够好，不够优秀，也容易放大自己的失败和缺点。其实自我否定是一种“防御机制”，通过提前降低自己的期望，避免进一步陷入失望或挫折中。这类人一般先否定自己，让自己觉得失败不会那么痛苦。喜欢自我否定的人儿时可能经常受到批评，或者原生家庭要求较高，父母经常会否定他们的表现，导致他们自己也内化了这种批评，让自己在复杂的环境中“自洽”。

在减肥过程中，也会有诸多此类声音。比如经常喜欢跟他人比较，或者看到别人的成果就妄自菲薄，过分苛求体重数字，甚至不能接受 0.1 斤的涨落，时不时地盯着数字看，过分在意别人的目光，而忽略了“自己最美”的事实。

英国女作家 Roxie Nafousi 在《显化：七步通向你的最美人生》这本书中反复提到，要学会“接纳自己的不完美”，这是个人成长的关键。每个人都要认为自己是“最棒的”，但这并不意味着要完美无缺，而是要学会拥抱自己的缺点，接纳它们是自我的一部分。她强调，一个人可以不断地进行对镜微笑练习，并对自己说:“我接受自己的一切，我很棒！”此外，关于克服负面情绪和自我批评，她说道，我们对自己的说话方式很关键，负面的自我对话是显化中的最大障碍。可以用一些积极肯定的语句代替负面想法。比如将“我很胖”替代为“我很可爱”；将“别人认为我很丑”替代为“别人并不会欣赏我的美”；将“我不会瘦的，我没做成过一件事”替代为“我瘦下来一定很美丽，减肥是变美之路的起点”。

人生尽在一念之间，不断训练自己的“念头”，这是所有高人成事的秘诀。他们坚信自己有成事的一天，尽管自己目前可能一无所有。有些人会笑他们似傻子，而“我笑他人看不穿”。

其实万物皆相通，本章看似在讲减肥，其实也是在讲人生。所谓心态，就是把减肥之路当成一次修行之旅，把身材管理当成一种全新生活方式的淬炼，把正念之路当成生命中的探索之旅。

Chapter Three

3

女性健康手册

/ 01

女性的指挥官

内分泌系统由多个内分泌腺和内分泌细胞组成，它就像身体的指挥官一样，通过分泌激素来协调及控制身体的各项功能，如生殖、代谢、情绪、睡眠等。不仅如此，它还与神经系统、免疫系统等一起紧密协作，为身体保驾护航。女性的内分泌系统主要包括：

1. 垂体，它是控制其他腺体的指挥中心。

2. 甲状腺，帮你调节新陈代谢和钙平衡。

3. 肾上腺，这里分泌压力激素，如皮质醇等。

4. 胰腺内的胰岛，用于调节你的血糖水平。

5. 卵巢，分泌人体雌激素及黄体酮，调节生殖功能及月经周期。

我们平日对人体内分泌系统的关注少之又少，直到得了一些相关疾病时，可能才会认真反思。以下是一些与内分泌系统相关的常见问题，可以早了解、早预防。

多囊卵巢综合征（PCOS）

PCOS 是一种女性常见的内分泌紊乱综合征，由多重因素引发，如遗传、激素及环境等。这个问题主要发生于育龄期女性群体中，症状是卵巢中出现多个未成熟的小囊泡，伴随月经不规则、雄激素过多及人体代谢异常等问题。

女性身体的雄激素水平不断升高是这个病症的重要特征。

研究表明，PCOS 可能具有家族遗传倾向，如果家族里的女性患有该疾病，那么后代患病风险通常会比较高，这是因为某些基因与卵巢功能异常、胰岛素抵抗和雄激素过多密切相关。更值得关注的是胰岛素抵抗，它是产生 PCOS 的核心机制之一。身体对胰岛素的敏感性较低，导致胰岛素分泌过多。而高水平的胰岛素会刺激卵巢产生更多的雄激素，从而干扰卵泡的发育，引发排卵障碍等。

平日里的高热量饮食、不正常的体重增加及环境毒素等都可能影响激素的分泌平衡。近些年来，解决 PCOS 的策略越来越倾向于抗炎，推荐阅读《多囊卵巢综合征完全指南》。它指出，抗炎饮食是治疗 PCOS 的重要策略。

多囊卵巢综合征患者一般有月经周期延长（大于 35 天）或闭经的问题，这类人群通常皮肤油腻，有痤疮、闭口，脱发，腹部肥胖，患高胰岛素血症、糖尿病等疾病，经常感到焦虑、抑郁，甚至有睡眠障碍。

除了药物治疗，调整生活方式是改善的核心。尤其是在饮食方面，应该遵循抗炎饮食，选择低糖、低 GI 的饮食方式，减少高碳水化合物的摄入，同时每日都吃富含膳食纤维的食物，这会在极大程度上帮助你改善胰岛素的敏感性。

此外，建立良好的运动习惯，每周至少进行 150 分钟的中等强度运动。一定要进行体重管理，即使只减少 5% ～ 10% 的体重，也能够有效地改善身体情况。

在补充剂方面，可以适量补充维生素 D、Omega-3 脂肪酸、肌醇等，它们对提高胰岛素敏感性有益。

最后，学习哲学可以有效降低人的焦虑程度，转变看世界的角度，是重塑自我的重要路径。

甲状腺功能异常

甲状腺功能异常是指甲状腺分泌的激素，如T3、T4过多或过少，导致发生人体的新陈代谢紊乱等情况。它主要包括两种类型，分别是甲状腺激素分泌过多导致的甲状腺功能亢进（甲亢）和甲状腺激素分泌不足导致的甲状腺功能减退（甲减）。

一个人患有甲亢，Ta的代谢加快，通常表现为瘦弱、食欲增加、多汗、怕热，也会伴有心悸、心率加快、情绪波动较大、焦虑、失眠等情况。有时候也会有手抖、眼突、甲状腺肿、容易疲劳的症状。

甲亢的主要病因是格雷夫斯病。这是一种自身免疫性疾病，免疫系统刺激甲状腺，导致其分泌了过多激素，伴随有凸眼症状。

此外，甲状腺结节也会引起甲亢。甲状腺结节属于功能性结节，会分泌过量的甲状腺激素。

至于甲减则完全不同，甲减人群一般代谢较慢，表现为体重增加、疲劳、怕冷、皮肤干燥、面部容易浮肿、头发干枯脱落，也会出现心率减慢、低血压的问题；他们的注意力通常不集中，记忆力下降，甚至会产生抑郁倾向。甲减最常见的原因是桥本甲状腺炎，它是一种自身免疫性疾病。甲状腺持续受损，导致激素分泌减少，最终引起甲减。

在这推荐《桥本甲状腺炎 90 天治疗方案》。值得一提的是，这本书提出“除了激素，你还有更好的选择”。作者本人是一名出身医学世家的医学博士，曾经受过 10 年桥本甲状腺炎的折磨，如今已经完全康复。不仅如此，她又亲自治愈了数千名患者。我非常喜欢读这本书，它不仅有理论总结，也有实操案例。

更年期综合征

写这本书的时候，我 39 岁，虽还没到更年期，但我一直秉承着“凡事提前，过有准备的人生”的原则，提前了解总是有好处的。大学时期，正值我妈经历更年期，我目睹了她那个时候的痛苦经历。由于年少无知，我没能力、更没认知去帮助她。生为女人，我知道自己终将迎来更年期到来的这一天，提前学习了解更年期综合征的原理，可以帮助自己减少痛苦、平稳度过。

更年期综合征指的是女性因卵巢功能衰退、雌激素水平下降而出现的以自主神经功能紊乱为主的综合征。一般发生于 50 岁左右，但每位女性因个人情况不同而稍有变化。更年期综合征对处于更年期的女性数年的生活质量会产生巨大的影响。

更年期综合征的主要原因是卵巢功能减退和雌激素水平显著下降。雌激素是女性重要的激素，能够调节月经周期、维持骨密度及保护心血管健康，还能调节情绪变化。随着年纪的增长，女性卵巢功能下降、雌激素分泌减少，自然会引发一系列的生理变化。

在更年期，雌激素和孕激素水平波动剧烈，导致月经周期不规律，甚至出现了潮热、情绪异常波动等情况；激素变化还会对睡眠产生不良影响，女性会频繁地醒来、盗汗，这些自然影响了睡眠质量。在更年期，人体的新陈代谢减缓，体重容易增加，尤其是腹部脂肪增多。

更年期是不能避免的，但可以通过一些方式来缓解症状，改善更年期女性的生活质量。首先，在饮食方面，应该多补充富含植物雌激素的大豆制品，多吃蔬菜、水果及全谷物。我还建议大家额外服用大豆异黄酮、维生素D等补充剂。一定要注意限制高糖、高盐及高脂肪食品的摄入，避免体重快速增加。

其次，规律的运动是至关重要的，运动可以改善心血管健康及恢复情绪。适度的力量训练可以增加肌肉的力量。

再次，在这个阶段，情绪调节、冥想等方式都对缓解情绪大有裨益。我向你推荐芳香疗法，通过吸嗅的方式调节情绪。

最后，在自然疗法方面，使用益母草、黄芪、当归等草药，可以改善更年期症状。还有一些草本成分（如黑升麻、红三叶草等植物的提取物）可以帮助缓解症状，但这些应用应该在医生的指导下进行。

其实，女性内分泌系统的常见问题不止以上三种，还包括痤疮、体重问题、睡眠障碍等其他问题。

开始关注人体的指挥官，是女性理解身体的重要途径。

02 /

端粒与抗衰

32 岁那年，我接了某品牌的面霜广告。摄影师用高清镜头拍摄了很多张我的皮肤细节。我有了法令纹、鱼尾纹，肉眼可见地开始老去。7 年过去了，我今年 39 岁，我妈说我像吃了“防腐剂”一样，越来越年轻，不仅精力越来越好，皮肤状态也非常好。我有了这样的转变，其实是有秘诀的，就是抗衰。

皮肤衰老只是衰老的一个方面。对于任何人来说，衰老都是一个综合而复杂的概念。说起抗衰，必须先知道导致衰老的原因。任何人的衰老均受到遗传的影响，如果你的长辈衰老缓慢，你自己通常也不容易变老。这就是遗传的力量，它不可改变。

女性在更年期到来时，激素水平会发生剧烈的变化，而

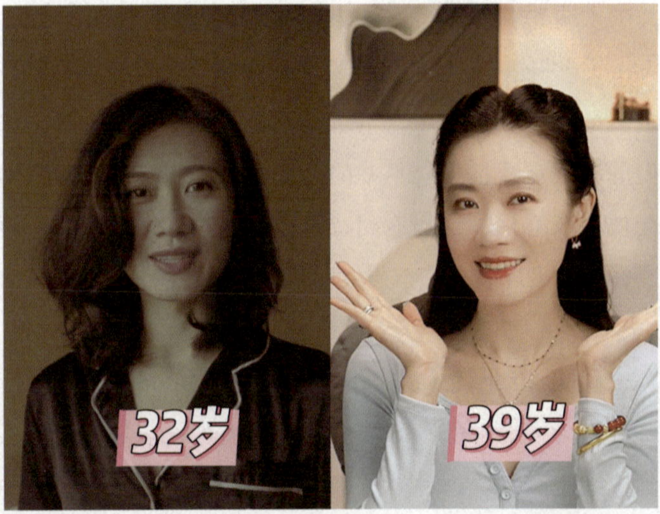

内分泌紊乱是女性衰老的重要原因之一。然而，更年期必将来临的事实，也不可改变。

然而，在细胞损伤导致衰老的科学研究方面，科学家找到了一些方向。Elizabeth Blackburn 因为在端粒和端粒酶领域做出的开创性贡献，获得了 2009 年的诺贝尔生理学或医学奖。她的研究指出，端粒损伤是引起细胞衰老的重要机制之一，为理解衰老机制提供了关键线索。

在《端粒：年轻、健康、长寿的新科学》一书中，Blackburn讲述了端粒的重要性。端粒是位于真核生物染色体末端的重复DNA序列，它像是鞋带末端的塑料头一样，保护我们的基因免受损伤。不幸的是，随着细胞不断分裂，塑料头会被逐渐磨平，当磨损到特定程度之时，细胞就无法再次分裂，于是出现衰老甚至死亡的情况。

20世纪80年代，Blackburn与Carol Greider合作，发现了一种名为“端粒酶”的物质，它能够延长端粒的长度，从而延缓细胞衰老。这种端粒酶主要活跃于干细胞、胚胎细胞和某些癌细胞中，使这些细胞保持分裂的能力。在大多数细胞中，端粒酶的活性会随着细胞分裂而逐渐减少。科学家把端粒长度当作评估生物学年龄的重要标准，这是重大的研究突破，注意它是生物学年龄，并不是指你的实际年龄。

我在2024年3月做过一次端粒检测，当时我的实际年龄将近38岁，然而端粒显示我的生物学年龄仅为29岁。既然衰老必然会到来，提前准备好一份抗衰计划就很有必要。

饮食对抗衰的影响至关重要。民以食为天，吃错食物、营养摄入不足或过量都会影响抗衰工作。抗衰饮食的第一条法则是“确保摄入充足的蛋白质、健康的脂肪、复杂的碳水化合物和微量营养素，避免过度依赖一类食物，一定要追求

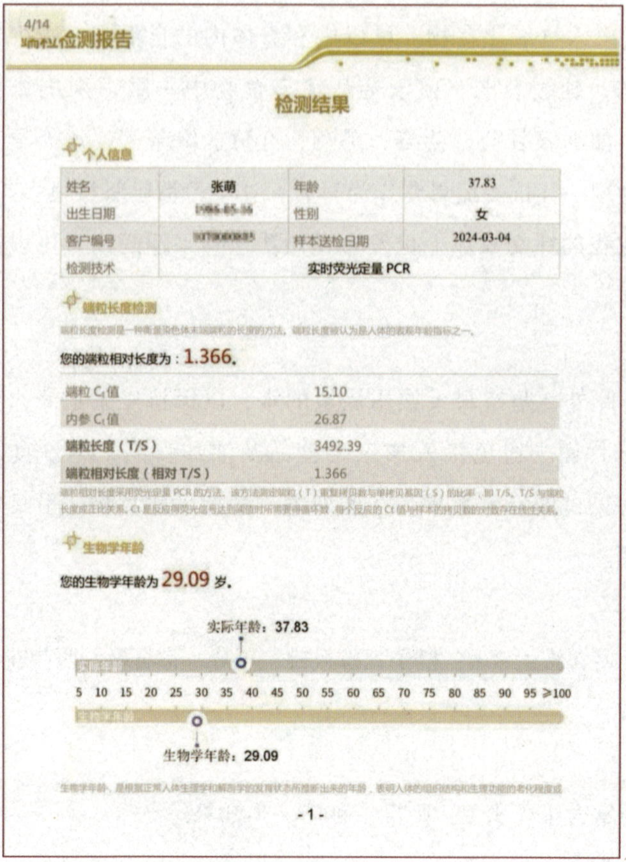

4/14

端粒检测报告

检测结果

个人信息

姓名	张萌	年龄	37.83
出生日期	[illegible]	性别	女
客户编号	[illegible]	样本送检日期	2024-03-04
检测技术	实时荧光定量 PCR		

端粒长度检测

端粒长度检测是一种衡量染色体末端端粒的长度的方法，端粒长度被认为是人体的衰老年龄指标之一。

您的端粒相对长度为：1.366。

端粒 C_t 值	15.10
内参 C_t 值	26.87
端粒长度（T/S）	3492.39
端粒相对长度（相对 T/S）	1.366

端粒相对长度采用荧光定量 PCR 的方法，该方法测定端粒（T）重复拷贝数与单拷贝基因（S）的比率，即 T/S。T/S 与端粒长度成正比关系。Ct 是反应荧光信号达到阈值时所需要的循环数，每个反应的 Ct 值与样本的拷贝数的对数存在线性关系。

生物学年龄

您的生物学年龄为 29.09 岁。

生物学年龄，是根据正常人体生理学和解剖学的发育状态所推断出来的年龄，表明人体的组织结构和生理功能的老化程度或

- 1 -

我的端粒检测报告

食物的多元化。”此外，还应该充分控制糖分摄入，减少糖化反应产物——AGEs 对皮肤的伤害。

摄入抗氧化食物，可以中和身体内的自由基，减少细胞损伤，延缓衰老。要学会从诸多食物中一眼识别抗氧化食物，如羽衣甘蓝、蓝莓、黑莓、红莓、绿茶等。每天早上我都会用一杯抗炎蔬果昔作为早餐，这个习惯已坚持很多年了。我在我的社交媒体上也发布过做法，感兴趣的读者可以翻阅查看。

此外，坚持每天饮用足量的水，以保持皮肤水润，促进新陈代谢。避免摄入加工类食品及油炸食品，尽量食用没有污染过的新鲜蔬果。在此列举一些抗氧化食物，平日可多食用。

富含维生素 C：橙子、猕猴桃、草莓、番石榴、西蓝花、红甜椒。

富含维生素 E：坚果、种子、牛油果。

富含多酚：绿茶、红茶、蓝莓、黑莓。

富含类胡萝卜素：胡萝卜、南瓜、番茄（煮熟的番茄中有番茄红素，其抗氧化效果显著）。

胶原蛋白是皮肤的重要组成部分，它负责使皮肤有弹性、紧致及保持水润。胶原蛋白是从 25 岁以后逐渐减少的，每年以 1% ~ 1.5% 的速度流失。因为随着年龄增长，负责生成胶原蛋白的成纤维细胞活性下降，导致胶原蛋白合成减少。紫外线中的 UVA、UVB 也会破坏皮肤中的胶原蛋白——它们威力强大，能使其断裂，继而出现皮肤松弛及皱纹。前面我们讲过糖化反应，AGEs 也会破坏胶原蛋白，让皮肤出现皱纹、暗沉。自身的压力、不正确的饮食方式及环境毒素等因素都会促进人体自由基生成，自由基也是攻击胶原蛋白的杀手，导致胶原蛋白被降解。

胶原蛋白可以通过饮食来补充，富含胶原蛋白的食物包括动物性食物，如猪、鸡、鱼皮、鸡爪、牛筋等。骨汤中的明胶也可以为皮肤提供胶原蛋白前体。以下能促进胶原蛋白合成的食物也可以多多食用。

富含维生素 C 的水果、蔬菜。

富含蛋白质的食物：如瘦肉、蛋类及大豆。

富含锌的食物：如牡蛎、坚果与豆类。

含硅的食物：香蕉、燕麦及芹菜。

胶原蛋白也可以通过口服补充剂来补充，通过水解技术制成的胶原蛋白肽分子较小，容易被人体吸收。不过，一定要选择值得信赖的胶原蛋白品牌，以确保补充剂的安全性。要注意的是，补充剂一般需要连续服用数月才能见效，它和食物一样，并不能产生立竿见影的效果。

《抗炎》这本书记载，慢性炎症对人体的伤害很大。如果想延缓衰老，推荐食用富含Omega-3脂肪酸的食物，如三文鱼、亚麻籽、奇亚籽及核桃，也可以服用相关补充剂；另外可食用含有姜黄素的食物。要知道，姜黄素是一种非常优秀的抗炎补充剂。从2016年起，我一直都在食用姜黄素。此外，大蒜也有非常优秀的抗炎、抗菌作用。

另外，对于抗衰来说，近些年来有几种成分也极具热度。

吡咯喹啉醌（PQQ）是一种天然存在的抗氧化物质，可以减少自由基对细胞的损伤，保护DNA、蛋白质、脂肪免受氧化应激反应的影响。它也可以激活线粒体的关键信号通路，促进线粒体生成，在改善细胞能量代谢、增强细胞修复方面表现突出。

干细胞的热度在不断增长，它是一种具有自我更新能力和分化能力的细胞，可以修复受损组织并生成新的细胞。干细胞可以分化为各种功能性细胞，替代老化、受损的细胞。此外，它还可以释放外泌体和生长因子，它们可以促进组织修复，减少炎症发生，以及改善细胞内的微环境。胚胎干细胞的端粒酶活性较高，能够延长端粒，保持细胞的分裂功能，这对于延缓衰老非常关键。目前，干细胞疗法被认为是未来抗衰领域的重要方向，包括干细胞移植等。不得不说，它的费用较高，又面临安全性、有效性等挑战，目前受到卫生部门监管，尚未普及。

外泌体是干细胞分泌的小囊泡，其中含有蛋白质、核酸等活性物质，能够充分调节细胞修复、再生。目前外泌体疗法还在研究和临床试验阶段。

在抗衰领域，各项研究越来越多。抗衰追求的不仅是延长生命的长度，更是优化生命的质量。科学研究只针对抗衰的一方面，日常更重要的抗衰方法是调整生活方式。如果你可以让自己回归正常的生活，并且不断累积抗衰知识，那么通过理论学习及实践，就可以为自己设计一套完整的抗衰方案。

03 /

皮肤管理

皮肤是人体最大的器官。健康的皮肤不仅是美丽的象征，更是身体健康的标志。2016 年，我开始组建公司的护肤品部门，借由公司业务发展，我对护肤品行业有所了解，逐步学习了皮肤管理相关知识。那些年，我一直是美妆“小白鼠”，不断测试新产品，体验新科技，结果时常“翻车”，角质层频频受损，仅用清水洗脸都感觉皮肤刺痛无比，脸变得通红。我开始反思，摸索出一套护肤方法，养成了白嫩无暇肌。如果将我 30 岁时的皮肤状态与现在近 40 岁时比较，不得不说，现在的皮肤质感、细腻度及皮肤状态都好了许多。这一节我将分享我经历过的皮肤问题，以及我的解决方案。

知己知彼，百战不殆。学习皮肤管理，必须先了解皮肤结构。我们的皮肤分为表皮、真皮、皮下组织三部分。皮肤非常容易受激素影响，在月经周期、妊娠期、更年期，皮肤状态均会受到不同程度的影响——经常出现干燥、色斑及弹性下降等问题。

一定要把“抗初老”提上日程。很多人在 20 多岁时倚仗皮肤状态好，未做提前预防，导致 30 岁时皮肤状态变差。在 30 ～ 40 岁，胶原蛋白加速流失，皱纹初显，皮肤开始出现各类状况；在 40 岁以后，皮肤屏障功能减弱，皮肤弹性下降，色斑加剧。

以下几类皮肤问题都是非常影响外观及情绪的，它们分别是痘痘、色斑、细纹与松弛、皮肤敏感泛红。

痘痘

痘痘（痤疮）是一种常见的皮肤问题，通常由以下几种原因所致。一是皮脂腺分泌的油脂过多，容易堵塞毛孔，导致痘痘产生。二是油脂、老化角质及外界污染物堆积在毛孔中，形成角栓，引发痘痘问题。三是细菌感染，其中痤疮丙酸杆菌是致痘的主要病菌。当一个人的毛孔堵塞后，这种细菌容易在缺氧的环境中快速繁殖，诱发炎症，导致皮肤红肿。

另外，对我来说，激素波动也会刺激皮脂腺分泌增加。

每次在经期前一周左右，我会使用可以疏通毛孔的护肤品，提前做好准备。除了在月经周期，青春期、妊娠期等时期及承受较大压力时都容易导致痘痘加剧。

还有一些人为因素会导致痘痘频发，如长期高糖高脂肪饮食、熬夜、不当护肤（选择过于油腻的护肤品或清洁过度等问题）等。

痘痘并不可怕，但一定要提早做好防护。每一次痘痘爆发，对皮肤都是一次损伤，拯救它需要非常多的修护措施。

首先是科学清洁，应当使用温和的洁面产品，避免使用刺激性强的产品。使用清爽的卸妆产品也很有必要，很多人使用防晒霜、隔离霜等产品后不使用卸妆产品，这点也需要注意改进。

痘肌可以使用能控油的护肤成分，如水杨酸、烟酰胺等都可以帮助溶解毛孔中的油脂和角质。补水是解决痘痘问题的关键，一定要注意补水保湿工作。有的时候，皮肤缺水也会导致油脂分泌过剩。

很多人对痘肌的调理只停留在护肤层面，但饮食调整才是至关重要的。要减少高糖高脂肪食品及乳制品的摄入，这些食品均会刺激油脂分泌。应多食用富含维生素A、维生素C、维生素E和锌的食物，如胡萝卜、柑橘类水果、坚果及绿叶蔬菜等。

最后，还应该减少压力，可以尝试运动、冥想等方式。保证充足的睡眠，规律作息，以此来平衡内分泌系统。也可以向医生寻求帮助，进行药物治疗，但改变生活方式才是所有之基础。看一个人的皮肤，就可以知道Ta的生活方式、生活习惯。

细纹与松弛

皮肤细纹与松弛是年龄带来的产物，它们总结伴而行。胶原蛋白和弹性纤维是维持皮肤紧致的重要成分。众所周知，25岁以后，人体的胶原蛋白每年都会流失，皮肤逐渐失去弹性，慢慢形成细纹，又变得松弛。不仅如此，皮肤的锁水能力也会大幅度下降，导致皮肤干燥，细纹更明显。紫外线会加速胶原蛋白的分解，因此一定要注意防晒。

说到细纹，这里需要区分一下皱纹的形态。皱纹分为静态纹与动态纹。动态纹是面部表情肌反复收缩引起的皱纹，通常出现在经常活动的面部区域，如额头、眼角、嘴角。纹路随着面部表情的出现变得明显，在面部放松的时候就会消失或变浅，包括额头纹、鱼尾纹、法令纹等。它们出现的频率颇高。静态纹则不同，它们是皮肤老化或外界损伤（如自由基、紫外线）造成的永久性皱纹，即使面部放松，它们也绝不会消失。静态纹常见于眼周、泪沟、嘴角、颈部等部位。

值得注意的是，动态纹如果不加以干预，随着时间的流逝，可能会转化为静态纹，所以预防非常关键。保湿工作是重中之重，皮肤水分充足才能维持弹性，减缓纹路的加深。推荐使用含有透明质酸、神经酰胺的保湿产品，保护皮肤屏障。改变生活方式也很重要，保证足够的深度睡眠，合理膳食，多摄入含胶原蛋白和抗氧化成分的食物。调整自己的表情习惯也很关键，大部分皱纹来源于表情肌的频繁活动，如皱眉、眯眼等。我建议，如果不知道自己的表情习惯，不妨用手机记录一下自己与他人交流时的表情，或者一个人独处时不自觉地产生的表情；再评估一下自己的哪些表情可以刻意控制，以此阻止皱纹继续加深。

可以适当“拥抱”科学技术。在解决皱纹问题方面，肉毒素注射、玻尿酸填充、光电治疗、微针治疗等都是常见的医美方法，但要找正规医院的医生去问诊，切勿随意操作。还可以使用家用美容仪帮助自己解决特定的皮肤问题，如射频类、微电流类、LED 光疗类、超声波类、光子类、磁脉冲类仪器。我为自己打造了一个“家庭美容院”，根据当日的皮肤状态，我会选择适合自己的仪器，坚持使用。日积月累，我的皮肤达到了理想的状态。使用仪器，一定要遵循说明书上的指导，切勿过度使用。

色斑

色斑是皮肤色素沉着产生的斑点，较为常见的有雀斑、黄褐斑、晒斑、老年斑。解决色斑切勿一刀切，不同色斑的产生原理各不相同，不能沿用同一个治疗思路，需要对症处理。

色斑产生有如下几个原因。首先是紫外线辐射，很多人认为只有夏季才需要防晒。其实不然，紫外线在一年四季都很强，“只有夏季才需要防晒”的偏见是有很大问题的。长时间暴露在紫外线之下，黑色素细胞过度活跃，生成大量的黑色素，便会导致色斑、雀斑产生。黄褐斑则是由于激素水平波动，导致黑色素生成增加而形成的。女性在妊娠期、更年期，以及口服避孕药的时候，都可能出现这类问题。其次，平日一定要及时解决痘痘、湿疹或其他皮肤炎症，因为在每次炎症发生后，皮肤若得不到完全的修复，会产生色素沉着等问题。再次，雀斑具有一定的遗传倾向，皮肤较为白皙的人群更是如此。随着年龄增长，皮肤新陈代谢变慢，黑色素难以被正常代谢，便会形成老年斑。还有，不健康的生活方式，如睡眠不足、压力过大、吸烟饮酒等也会引发体内自由基过多，损伤皮肤，加剧色斑的产生。最后，使用劣质、含刺激性成分的护肤品，同样可以诱发色斑。

色斑人群最重要的事莫过于防晒，而这往往会被大多数人忽略掉。大家认为防晒产品较为黏腻，不透气，殊不知皮肤每日在紫外线的侵扰之下，不仅会产生色斑，还会出现皱纹、松垮等问题。

我推荐大家使用防晒霜，建议使用SPF30及以上的产品，切记要涂抹均匀。另外，我平时习惯随身携带防晒产品，因为每款防晒产品都有时效性，随时记得补涂。出门可以戴上帽子、墨镜等防护工具，避免紫外线直接照射面部。

正确使用温和的洁面产品，避免过度清洁造成皮肤屏障受损。

选择合适的美白护肤品也非常关键，比如，维生素C可以抑制黑色素生成；烟酰胺可以减少黑色素向表皮细胞转移；熊果苷可以抑制酪氨酸酶的活性，减少黑色素生成；果酸辅助促进角质的代谢，帮助淡化色斑。

“拥抱”现代科技，也是解决皮肤色斑的方法。针对不同类型的色斑，使用不同波长的激光治疗，能精准破坏黑色素颗粒并加速它们的代谢。光子嫩肤则是将强脉冲光作用于皮肤，达到淡化色斑并改善肤色均匀度的目的。

调整生活方式也非常关键，特别建议多摄入含抗氧化成分的食物，如含有维生素 C 的柑橘类水果、含有儿茶素的绿茶，以及含有维生素 E 的坚果等。

皮肤敏感泛红

皮肤敏感泛红是一个常见的问题，皮肤经常表现为刺痛、瘙痒、灼热、干燥、红血丝等。这类问题通常是皮肤屏障受损所致。要知道，皮肤屏障是抵御外界刺激的重要保护层，当一个人的皮肤屏障受损时，皮肤里的水分就更容易流逝，而外界的污染物、过敏原更容易进入皮肤，从而导致皮肤敏感泛红。

2016 年，我测试了大量的美妆产品和护肤品。我频繁使用清洁力过强的洁面产品，包括含果酸、A 醇等酸类物质的产品，有的时候还会用到含有酒精的护肤品，甚至是一些含致敏成分的护肤品。以上种种盲目使用各类护肤品的行为，让我的皮肤屏障受损，进而诱发了过敏问题。

冷风、空气干燥、紫外线照射和污染均会引起皮肤的应激反应，导致皮肤敏感泛红。此外，如果身体本来就有遗传倾向类问题（如特应性皮炎、敏感肌、干性肌肤等），皮肤更容易出现泛红问题。女性处于特殊时期，激素问题也会加剧皮肤的敏感性。热、冷、辛辣食物及酒精等会刺激皮下血管扩张，导致面部泛红。在疾病方面，玫瑰痤疮、脂溢性皮炎也会导致面部泛红。

我算是一个皮肤修护“大户”了，连续 8 年，我都在不断地修复自己的皮肤屏障。修复皮肤屏障，需要使用非常温和的护肤品，洁面需要无皂基、低泡、酸碱度接近皮肤的品类，避免用冷水或热水刺激皮肤。此外，一定要保湿。我经常把精油和护肤品混合使用，以加强皮肤的保湿效果。

一些特定的成分可以帮助舒缓皮肤。比如，积雪草提取物能够抗炎、修复皮肤屏障；马齿苋提取物能帮助镇静与舒缓皮肤；洋甘菊提取物可以缓解皮肤敏感泛红；维生素 B_5 是一个不错的成分，可以促进皮肤修复。

在生活中，一定要注意防晒。敏感肌人群可以使用温和的物理防晒产品，避免紫外线晒伤；避免使用含有酒精、香料、酸类物质的护肤品，以及避免处于极端温度环境中。出门滑雪的时候，一定要注意防冻。每次滑雪，我都会贴上防冻贴。

在饮食上，多摄入含抗炎与抗氧化成分的食物，如含有Omega-3脂肪酸的食物，富含维生素C的水果也要多吃，避免酒精、辣椒等辛辣刺激的饮食。

在医美领域，光电治疗对解决皮肤敏感泛红问题有效，可以通过脉冲染料激光及光子嫩肤减少面部红血丝，改善血管扩张状态。不过，以上这些手段，要听取专业医生的意见。

04 /

拥有一头海藻发

很多人以为，我是天生头发茂密的人，其实不然，我从小就是细软塌。还记得刚上幼儿园时，我妈给我留的是寸头，直到被同学嘲笑是一个男孩子，我妈才让我把头发留长。

头发一直是我的心病，我多希望有头茂密的秀发。可随着创业压力不断增大，我每天一把一把地掉头发，当时的情况真的很吓人。刚到 35 岁，我的头顶秃了一块，发际线持续后移。理发师实在没有办法，干脆给我剪了齐刘海，他说这样可以把后面的部分头发移到前面，不至于显得太秃。参加集体活动的时候，我特别害怕坐下。我担心一坐下来，站着的人就会看到我头上有一条硕大的发缝，以及持续不断的“谢顶”态势。然而现在，我的头发茂密，每次见到老朋友，他们第一句话就会问我：“天啊！张萌，你是怎么长出这么多头发的，你到底用了什么？”朋友圈中的我也成了发量王者，经常跟朋友们分享我的生发心得。

你所有的人生成果与你所掌握的知识体系休戚相关。我的发量与我研究“生发秘籍”有直接的关系。如果你为自己的发量感到焦虑不安，就应该搞清楚头发稀少的根本原因是什么。

不得不承认，遗传性脱发在发量稀少这个问题上是最常见的原因，尤其是发际线后移和头顶上方发量稀疏的类型。不过，我们可以关注一些非遗传因素，比如，如果一个人的激素水平紊乱，往往会发生毛囊萎缩，直接影响头发的生长。女性在妊娠期、产后及更年期——这些都是激素波动频繁的时期，可能会脱发。此外，营养不足，如缺乏蛋白质、铁、锌、维生素 D、B 族维生素等营养物质时，也可能导致发量稀少。还有一种叫作“休止期脱发”的现象，头发提前进入休止期而脱落，这往往是精神压力大造成的。另外，头皮油脂分泌过多，如患脂溢性皮炎，可能会影响毛囊功能而造成脱发。还有诸如头癣等真菌感染问题，也会影响毛囊功能。除了衰老导致的发量稀疏，疾病及药物也会有一定的引起脱发的副作用。

当我了解了脱发的原因后，立即做了应对工作。我想，除了遗传性脱发无法干预，其他可做的事情有很多。我对自已做了剖析：我在 30 岁后的脱发速度空前之快，更多是由于激素变化、长期压力、营养缺失及头皮问题。我开始一一做补救工作，慢慢补足短板，这才拥有了一头茂密的头发。

头发的生长周期分为三个阶段。首先是生长期，一般持续 2 ～ 6 年。这个时候你的毛囊是活跃的，头发的生长速度很快。第二个阶段是退行期，一般持续 2 ～ 3 周。此时毛囊活动减弱，头发停止生长。最后是休止期，持续 1 ～ 3 个月。此时毛囊进入休止状态，头发脱落。在健康的头皮上，90% 的毛囊是处于生长期的。受某些因素的影响，处于生长期的头发减少，而处于退行期和休止期的头发变多，脱发情况就会严重。

值得一提的是，睾酮（一种雄激素）不仅存在于男性体内，女性体内也有。它是导致遗传性脱发的元凶。睾酮会通过一种叫“5α – 还原酶”的物质转化成 5α – 双氢睾酮（DHT），它会与毛囊中的雄激素受体结合，导致毛囊萎缩，头发变得细软塌，最终停止生长。DHT 对头发的攻击通常在前额、头顶区域，这就是大部分人在这两个位置先“秃”的原因。现在很多针对脱发的产品都集中于研究如何降低 5α – 还原酶的活性，从而抑制 DHT 生成。锯棕榈提取物是一种纯植物成分，可以降低 DHT 水平；绿茶含有茶多酚，也可抑制 DHT 生成；南瓜子油富含植物甾醇，能减少 DHT 对毛囊的影响。

想要改善发量，平日的饮食习惯非常关键，吃对才能拥有丰盈的秀发。角蛋白是新头发生长的关键成分。多吃含有蛋白质的食物，可以以促进角蛋白生成。此外，还要及时补充铁、锌、维生素 D、维生素 E 及 B 族维生素等。如果你无法保证依靠平时的饮食就能得到充足的营养，可以服用营养补充剂。前文反复提及的多食用抗氧化食物，如坚果、水果、蔬菜等，对预防脱发亦有效，可减少自由基对毛囊的攻击。

改变生活方式永远是收获健康人生的基础。有规律的运动可以促进血液循环，有助于供养头皮。调节压力也非常重要，可以尝试冥想、学习哲学等，减少压力对人体的干扰。

此外，对头皮的护理一定要尽早开始。如果脱发严重，你要考虑是否立刻换掉洗发、护发产品。避免过度清洁，不使用刺激性强的产品。注意保护头皮，避免暴晒。我平日出门都会戴帽子，偶尔也用防晒喷雾。每次洗发后，我都会使用护发精油及有功效的护理产品，以此来保持头皮的水油平衡。

切记，避免使用含有硅的洗发水，硅会附着在头发和头皮上，导致毛囊堵塞，影响头发生长。强碱性洗发水会破坏头皮的酸性保护膜，使头皮干燥、敏感。富含刺激性化学成分（如硫酸盐、人工香精、酒精、甲醛等）的产品通常会让头皮受刺激或过敏。如果使用含油脂过多的护发产品也有风险，椰油、乳木果油等成分可能会加重头皮油腻、毛囊堵塞等问题。更棘手的问题一定要咨询医生，通过药物、中药洗剂、植发等方式解决燃眉之急。

脱发的核心原因是毛囊萎缩和头发处于休止期，从这两个角度开展自我探索与实践工作，可以助力你事半功倍地解决问题。更重要的是，千万不要操之过急，给头发一点时间，静待花开。

/ 05

做自己的医生

根据世界卫生组织统计，妇科炎症、乳腺疾病及多囊卵巢综合征是临床最常见的女性问题。乳腺增生在育龄女性中的发病率高达 50%，妇科炎症在育龄女性中的发病率亦较高，而前文讲过的多囊卵巢综合征，10% ～ 15% 的育龄期女性患有此病。此外，女性易患骨质疏松症、子宫内膜异位症等疾病。在恶性肿瘤方面，宫颈癌与乳腺癌不容小觑。本节将对妇科炎症、乳腺疾病及人乳头状瘤病毒（HPV）进行阐述。

妇科炎症

妇科炎症是女性生殖系统最常见的疾病，主要包括阴道炎、宫颈炎、盆腔炎、子宫内膜炎等。这些炎症可单独发生，也可以互相关联。

多种病原体均会导致妇科炎症的发生，比如，大肠杆菌、链球菌及葡萄球菌等导致的细菌感染，HPV、单纯疱疹病毒（HSV）导致的病毒感染，白色念珠菌导致的真菌感染，以及滴虫导致的寄生虫感染等。不良卫生习惯也会导致妇科炎症的发生。长期疲劳、压力巨大、慢性疾病等会导致免疫力低下，也可能引发妇科炎症。还有一些病因不容小觑，如因医疗操作和分娩操作导致的感染；雌激素水平下降导致女性“秘密花园”内的酸碱度改变，也可能引起感染。

妇科炎症，预防大于治疗。要保持良好的卫生习惯，使用温水或弱酸性清洁液清洗外阴，避免过度冲洗。很多洗液会改变女性身体内部的酸碱度，须谨慎选择。经期勤换卫生巾，避免细菌过度繁殖。如果住酒店，要考虑浴盆卫生。在内裤的选择方面，应选择棉质、透气的材质，而且一定要勤换勤洗。我在家单独安装了一台有消杀功能的内衣清洗机，可以保证在没有阳光的时候也能将内衣晾晒充分。此外，女性在久坐时，如果温度较高，会让私处变得非常潮热，可以穿透气性强的衣物，并且多多起来走动，保持通风。最后，性生活健康与否是每位女性需要特别注意的，建立自我保护意识，每年做妇科体检，有问题早发现、早解决。

乳腺疾病

除了妇科炎症，乳腺疾病也是女性常见的健康问题，包括乳腺增生、乳腺纤维腺瘤及乳腺癌等。要知道，乳腺对于激素水平非常敏感，雌激素过高或激素水平波动都可能刺激乳腺组织异常增生。月经周期、妊娠期、哺乳期及更年期都是女性激素水平波动较大的时期。不仅如此，正如前文提到的，长期焦虑、抑郁或压力过大，也都会影响内分泌系统，导致激素分泌异常，同样会有诱发乳腺疾病的风险。

在生活方式方面，高脂肪高热量饮食会诱发乳腺癌。一些缺乏运动、肥胖的女性，其乳腺疾病的发病率较高。经常饮酒会干扰雌激素代谢，进而诱发乳腺癌。有研究表明，每天饮酒超过 1 杯（约 10 克酒精）会使乳腺癌风险增加 10% ~ 20%。

从遗传角度来讲，BRCA1 或 BRCA2 基因突变与乳腺癌具有显著的相关性，TP53、PTEN 等基因突变可能也与乳腺癌相关。家族中出现过乳腺癌病史的女性，其自身的患病风险也会较高。乳腺增生可能会形成囊肿、结节或纤维瘤。乳腺腺体密度高的女性，患乳腺癌的风险会更高。对未生育、未哺乳及初次生育年龄较晚的女性来说，乳腺长时间受激素的作用与影响，患乳腺疾病的风险同样较高。

在诸多乳腺疾病中，乳腺增生是最为常见的。它通常是一种良性病变，可能伴有疼痛或多发性结节。很多女性体检查出的第一个身体部位结节就是乳腺结节，解决这个问题需要在生活方式上做出一定的调整。在饮食方面，一定要减少高脂肪高糖饮食，多吃富含膳食纤维的食物。此外，要加强运动，保持体重，以减少乳腺对雌激素的敏感性。在生活方面，尽可能做到规律作息，减少压力与外部刺激。最重要的是定期检查，可以选用超声检查与乳腺钼靶检查，判断增生是否有向恶性发展的倾向。

乳腺癌是最为常见的妇科恶性肿瘤，早期发现与治疗非常关键。乳腺钼靶检查是一项必做的早期筛查。年龄大于40岁的女性、有乳腺癌家族史的女性及有致密乳腺的女性更应定期筛查。

在乳腺癌患者中，5%～10%具有家族遗传倾向，如果你的母亲、姐妹或女儿患有乳腺癌，个人患病风险就会增加2倍以上。乳腺对性激素特别是雌激素和孕激素具有高敏感性。乳腺长期暴露在高激素水平下，患乳腺癌的风险会增加。雌激素可以刺激乳腺细胞分裂与增长，长期受高雌激素的影响，乳腺细胞DNA突变的概率会增加，易导致癌变。

人乳头状瘤病毒

HPV是一种常见的病毒感染，与多种疾病密切相关，包括宫颈癌、尖锐湿疣、咽喉癌等。它是通过直接或间接接触传播的。病毒感染后，可能导致皮肤或黏膜异常增生，进而引发疾病。

值得注意的是，HPV是一种DNA病毒，具有多种亚型，目前已知的有200多种。根据它们的致病性，可分为低危型和高危型。

谈及传播方式，性接触是最主要的传播途径。HPV也可能通过分娩由妈妈传染给新生儿，少数通过直接接触或间接接触污染物品感染。

预防HPV感染需要有良好的身体抵抗力。接种HPV疫苗是最有效的方式，包括二价、四价和九价，推荐在9～45岁接种。它的主要原理是刺激机体产生抗体，以此来预防感染，但不能清除体内已经感染的HPV。另外，需要建立安全的性行为模式。HPV也可以通过皮肤接触而感染，所以一定要注意安全问题。

提早筛查是一项有效的策略，一般通过宫颈细胞学检查

（巴氏涂片）来判断有无癌前病变。30岁以上女性可以进行HPV-DNA检测，判断是否感染了高危型HPV。如果已经感染HPV，需遵医嘱。

著名的西方医学之父希波克拉底曾经说过："一个明智的人应该知道，身体才是自己最大的财产，应该做自己的医生。"知己知彼，方可百战不殆。

Chapter Four

4

肠道管理手册

/ 01

可怕的结直肠癌

2023—2024 年，我身边有两个人被诊断出了肠癌，一个是早期，一个是晚期。晚期的那位从确诊到离世仅用了 5 个月。在这 5 个月里，29 岁的她经历了各种折磨，最后她奄奄一息地求自己的妈妈放弃治疗，离开了这个世界。她的孩子才 1 岁，结婚第 2 年。

肠道癌症是消化系统常见的恶性肿瘤，包括小肠癌、结直肠癌和肛管癌。在肠道的多种癌症中，结直肠癌是最常见的类型，也是全球范围内发病率和致死率较高的癌症之一。国际癌症研究机构（IARC）发布的报告指出，2022 年，结直肠癌是全球第三大发病人数最多的癌症，仅次于肺癌和乳腺癌。男性和女性发病率很接近，在发达国家的发病率较高。结直肠癌与饮食方式和生活方式密切相关。

谈及结直肠癌的发病原因，不可忽略的一个因素是饮食习惯不佳。长期摄入高脂肪、低纤维食物无疑会增加患病风险。香肠、腊肉等加工肉类及红肉摄入过多，也会提高患病风险。约 20% 的结直肠癌患者有家族病史。我家阿姨的小外甥女被查出结直肠癌晚期后，他们全家都去做了检查，结果发现多位患有结直肠疾病。如果患有溃疡性结肠炎和克罗恩病，得结肠癌的风险较高。不正确的生活方式（如久坐不动、吸烟、饮酒过量）也会导致结直肠癌的患病风险增加。

结直肠癌的早期症状为便秘、腹泻，或者两者交替发生。如果有便血、便中带黏液、不明原因的体重减轻、腹痛、腹胀甚至贫血等表现，切记提早做检查。2023 年下半年，我妈做了一个 DNA 甲基化检测，结果显示肠道高风险。她立即做了胃肠镜检查，果不其然，检测出肠道有病症。我不由地庆幸，多亏我妈有每年体检的好习惯，才能在早期的时候检查出这个问题，这也是她现在得以康复的重要原因。结肠癌可以用粪便潜血试验、结肠镜检查或 CT 结肠成像等方式检测，早期的治愈率可达 90%。

在饮食上，一定要注意增加膳食纤维的摄入。大麦若叶是一种膳食纤维含量非常高的植物，通常被制成粉末，可冲泡饮用，用于补充膳食纤维、维生素和矿物质。每 100 克大麦若叶粉含 30 ～ 50 克的膳食纤维，远高于普通蔬菜。可溶性膳食纤维有助于调节血糖，降低胆固醇。不可溶性膳食纤维会促进肠道蠕动，缓解便秘。新鲜的大麦若叶的膳食纤维含量较低，但仍高于普通绿叶蔬菜。谈及蔬菜，芦笋、秋葵、花椰菜、红薯叶、嫩豌豆尖、韭菜、牛蒡、冬笋等都属于膳食纤维含量比较高的蔬菜。

除了摄入膳食纤维，需要注意减少红肉及加工肉类的摄入，遵循健康的生活方式，控制体重，避免久坐。值得注意的是，有家族病史或肠道遗传性疾病的高危人群，应该在早期就开始接受检查，提前预防。

我妈康复依靠的是她节制与自律的生活方式。自从她听医生说要控制红肉的摄入，从 2023 年 9 月到 2025 年的现在，我再没见过她吃一口红肉。不过，红肉是多种营养素的重要来源，减少红肉摄入后，要从其他食物中补足营养。

注意摄入蛋白质。红肉是高质量的蛋白质来源，具有含量非常丰富的必需氨基酸，有助于维持肌肉、组织的修复和免疫功能。如果你决定不再吃红肉，可以选择其他食物作为替代品，如鸡肉、鱼肉、蛋、乳制品。如果你是素食主义者，可以食用扁豆、鹰嘴豆等豆类，杏仁、核桃等坚果，以及藜麦等来补充蛋白质。值得注意的是，素食者想要获得完整的蛋白质营养，就要把“豆类 + 谷物”搭配在一起食用。

红肉尤其是牛羊肉富含血红素铁，这种铁非常容易被人体吸收，可以替换为鸡肉、某些鱼类等动物性食物和菠菜、羽衣甘蓝、豆类、藜麦、南瓜子、强化谷物食品等。然而，植物性来源的铁通常是非血红素铁，人体对它的吸收率较低。与维生素 C 搭配食用，可以增加吸收率。

红肉也是锌的重要来源，锌对维持免疫功能、伤口愈合、DNA 合成乃至生殖健康都非常关键。如果无法食用红肉，可以用蛋、乳制品及牡蛎、蟹替代。如果你是素食者，可以通过食用南瓜子、芝麻、鹰嘴豆、腰果、扁豆等补充锌。然而，植物中的植酸可能会抑制锌吸收，建议先用发酵或浸泡的方式去除部分植酸后再食用。

红肉是维生素 B_{12} 的主要来源。维生素 B_{12} 对于红细胞形成、神经功能发挥及 DNA 合成至关重要。维生素 B_{12} 是由微生物合成的，主要存在于肉类中。长期素食者通常需要单独补充维生素 B_{12}。因为在植物性食物中，几乎没有可靠的维生素 B_{12} 来源，但它对人体又至关重要。缺乏维生素 B_{12} 将导致巨幼红细胞贫血。维生素 B_{12} 有助于维持神经的完整性，缺乏维生素 B_{12} 会导致神经损伤和神经系统疾病。在 DNA 合成和修复方面，维生素 B_{12} 影响细胞分裂和生长。此外，它会帮助身体将食物的能量转化为可用形式。我平日会额外摄入维生素 B_{12} 补充剂，它是为我的健康保驾护航的“神器”。

2023 年，我妈查出结肠问题的时候，医生建议我也做一个胃肠镜检查。考虑到肠道疾病具有遗传性，我做筛查确实非常有必要。我立刻做了一个胃肠镜检查，检查结果出来后，医生告诉我："张萌老师的肠道尤为年轻。"我思考自己的饮食习惯——非常健康，我吃得极其"干净"，而且我一直坚持规律运动。我非常注重膳食纤维的摄入和益生菌的补充。这些都可能是我肠道年轻的原因。

肠道健康更像是一场隐蔽的"大考"，试题不在表面，想在这场"大考"中顺利通过，皆要靠平日的积累。

02 /

肠道是我们的情绪脑

中枢神经系统下达指令，人体接到指令以后，才能进行有效的运转。肠道的神经系统可以在没有中枢神经系统指令的情况下独立运行，它叫作“肠神经系统”，分布着5亿个神经元。要知道，肠神经系统是人体排名第二的神经元分布区。排名第一的是大脑，有860亿个神经元，掌管着人的感知、思维、记忆及运动等功能。

值得一提的是，肠神经系统可以自主控制肠道活动，负责食物的消化与吸收。即便中枢神经系统被切断，肠道仍然可以独立运行。这就意味着，如果一个人的大脑坏死了，Ta的肠道系统仍可继续运转。这种独立性让肠道具备了类似大脑的功能，能对内外环境的变化做出快速反应。

肠神经系统能产生多种神经递质，包括血清素（5- 羟色胺）、多巴胺及前文提过的 GABA 等，它们能直接影响情绪与认知功能。

血清素是一种重要的神经递质，被誉为“幸福因子”，广泛参与情绪调节、睡眠、食欲、疼痛感知及肠蠕动等活动。它在大脑中负责调节情绪和提升幸福感。有研究表明，抑郁症、焦虑症等与缺乏血清素相关。约 90% 的血清素是由肠道的肠嗜铬细胞产生的，血清素分泌过多会导致腹泻，分泌不足会导致便秘。乳酸菌和双歧杆菌等肠道微生物可以刺激肠嗜铬细胞，促进血清素分泌。如果菌群失衡，可能导致血清素的分泌异常，进而影响肠道功能及情绪。肠道炎症也可能会抑制血清素产生。

血清素的前体物质是色氨酸，吃香蕉、坚果、豆类等食物可以补充色氨酸。肠道是否健康，也决定了色氨酸的吸收率及转化率。增加适量的碳水化合物摄入，可以促使色氨酸更容易通过血脑屏障，增加脑内血清素的合成。如果脑中的血清素受体因为基因突变或环境影响而失去敏感性，导致血清素信号传递受阻，也会使血清素分泌不足。

可以通过调节饮食来提升血清素水平，如摄入富含色氨酸的食物，以及适度增加碳水化合物摄入等。有规律的有氧运动也可以提升血清素水平，进而改善个人情绪及睡眠状况。

日光暴露也会刺激血清素的生成。每天都要接受自然光照，建议在清晨时刻进行。保持肠道菌群平衡是重中之重，补充益生菌（乳酸菌、双歧杆菌）可以促进肠道的血清素分泌。另外，高纤维饮食及抗炎饮食也有助于肠道健康。

除了血清素，多巴胺同样是一种关键的神经递质，它负责协调奖励系统、获得动力、调控注意力及产生好心情。多巴胺是大脑奖励系统的核心递质，当我们完成了某项目标或体验了能产生愉悦情绪的事件后，如吃了美味的食物、获得了奖励甚至谈恋爱的时候，都会释放多巴胺。它会带来美妙的满足感和快感。

多巴胺可以驱动人们去追求目标、完成目标，是人类动力的主要来源。当多巴胺水平低下的时候，人会感觉动力不足或停滞不前。多巴胺也能调节运动神经元的活动，负责协调精细运动。在注意力方面，多巴胺能够帮助我们集中注意力，并通过奖励系统增强学习能力。很多研究表明，注意缺陷多动障碍（ADHD）与多巴胺水平低下密切相关。

多巴胺缺乏与抑郁症、焦虑症及倦怠感亦有关。如果多巴胺过度参与奖励系统的运作，则容易导致酗酒、嗑药、赌博等成瘾行为。

很多人认为多巴胺存在于大脑中，其实它还广泛分布于肠道之中。约 50% 的多巴胺是在肠道中产生的，肠嗜铬细胞能够合成并分泌多巴胺。在肠道内部，多巴胺主要参与局部的生理功能发挥，如肠蠕动等。肠道的菌群健康状态同样会影响多巴胺的生成和利用。肠道微生物也可以合成多巴胺，链球菌、肠球菌可以直接合成多巴胺及它的前体物质。

多巴胺除了对情绪有影响，也能对肠道产生作用。它能够调节肠壁平滑肌的收缩，影响肠蠕动速度。如果多巴胺过多，可能导致肠蠕动过快；如果多巴胺过少，可能导致肠蠕动减慢。此外，它也可以影响肠道的液体分泌量，维持肠道内环境平衡。它对肠道中的免疫细胞也具有一定的调节作用，参与炎症反应控制。

改善多巴胺水平，需要食用含有 L– 多巴的食物。L– 多巴是多巴胺的前体，存在于蚕豆、香蕉等食物中。高纤维食物能滋养益生菌，促进多巴胺的生成。发酵类食物也含有益生菌，同样可以调节多巴胺的水平。建议服用含有乳酸菌、双歧杆菌的益生菌补充剂，它们有益于调节多巴胺的生成，改善情绪与认知功能。规律运动、日光暴露都能刺激多巴胺释放，改善情绪及提升幸福感。平日应该学会缓解压力，因为压力会抑制多巴胺的生成，建议进行放松练习。

在前面的精力管理章节中，我讲过睡眠的功臣是GABA。近些年的研究发现，肠道不仅是GABA生成的重要场所，它还负责通过脑肠轴与中枢神经系统的GABA产生密切关联。

之前讲过，GABA是一种抑制性神经递质，它可以作用于中枢神经系统的GABA受体，用来降低神经元的兴奋性。它是人体的“刹车”，帮助维持神经系统平衡，防止神经过度活跃。

GABA对人体非常关键，它不仅能缓解焦虑和压力，降低神经元的兴奋性，也能放松大脑，促进深度睡眠——这些是我服用GABA补充剂的关键原因。此外，GABA是大脑抵御情绪失调的重要工具。

从情绪层面来说，如果GABA水平不足，通常会导致神经系统过度兴奋，身体一直处于高敏感的警戒状态，便会持续性地出现焦虑、紧张或恐惧感。在抑郁症患者的大脑中，GABA水平通常较低，导致大脑无法有效抑制个人的消极情绪。

从身体层面来说，缺乏GABA会让大脑很难放松，影响睡眠质量。GABA缺失可能导致神经信号调节失衡，对疼痛的感知增强，肌肉因此紧张、痉挛；也可能会使神经元异常放电，增加癫痫的发作风险。

可以通过调节饮食的方式改善体内的 GABA 水平。多食用含谷氨酸的食物，如菠菜、豆类、蘑菇、番茄等，因为谷氨酸是 GABA 的前体物质。益生菌有助于刺激 GABA 的生成。膳食纤维可以滋养肠道益生菌，促进肠道菌群的平衡，间接提升 GABA 水平。如果饮食不能保证，也可以服用含乳酸杆菌、双歧杆菌的益生菌补充剂。要避免高糖高脂肪食品及加工类食品的摄入，它们在一定程度上会破坏肠道菌群的平衡，抑制 GABA 生成。

上面提到的与情绪密切相关的三种物质——血清素、多巴胺、GABA，它们相互协同而又处于平衡状态。多巴胺负责运作奖励系统和获得动机，血清素负责稳定情绪，而 GABA 负责减轻焦虑。这三种物质均与肠道有着千丝万缕的关系，维护好肠道——我们的第二大脑，便能更好地成为情绪的主人。

03 /

你需要知道的益生菌知识

成人的肠道总长度因人而异，小肠是肠道最长的一部分，负责消化和吸收，大肠负责吸收水分和形成粪便。肠道的表面积非常大，小肠内壁有褶皱、肠绒毛和微绒毛，这些结构大大增加了肠道与食物接触的面积。如果考虑到肠绒毛和微绒毛，肠道的有效表面积为 200 ～ 300 平方米，相当于一个网球场的大小。巨大的表面积有助于肠道高效吸收营养物质。

肠道上有很多“原住民”，包括细菌、真菌、病毒等，它们被称为“微生物”，超过 99% 都是细菌，有 500 ～ 1000 种不同的种类。肠道中的主要细菌有：拟杆菌，它能帮助分解多糖类物质；厚壁君，可以分解纤维并产生短链脂肪酸；放线菌，包括双歧杆菌，有助于维持肠道健康；变形菌，包括一些致病菌，也有有益菌存在。谈及数量，人体肠道菌群总数约为 100 兆个。如果按照重量来算，这些菌群的总重量为

1～2千克。

我们的肠道菌群中既有有益菌也有有害菌，它们保持平衡对健康至关重要。在上一节我们提到过的乳酸菌、双歧杆菌，它们都是人体的有益菌，能够帮助维持肠道功能和免疫功能。大部分的菌群是中性菌，通常它们是无害的，但在菌群失衡的时候可能会对健康产生有害的作用。有害菌如大肠杆菌、产气荚膜梭菌等在健康肠道中的数量较少，在菌群失衡的时候，有害菌会变多，容易诱发疾病。

“原住民”每日都在消化分解那些难以消化的食物，如纤维素等，并提供短链脂肪酸等能量来源。它们也帮助调控免疫反应，保护肠道屏障，防止有害病原体入侵体内。肠道菌群参与合成维生素K、维生素B_{12}等维生素，又通过脑肠轴来影响情绪。

高脂肪饮食、压力大、使用抗生素等容易导致肠道菌群失衡。这时候益生菌就派上了大用场，它可以帮助恢复和维持肠道中的有益菌与有害菌的平衡关系。此外，肠道包含了人体70%以上的免疫细胞，益生菌能够促进免疫系统正常工作，增强身体对于病原体的抵御能力。如果一个人存在腹胀、便秘、腹泻等肠胃不适，益生菌也可以帮助改善症状。

我妈在2023年被诊断出肠道疾病后，医生就对她讲过益生菌的重要性，并嘱咐她一定要长期服用益生菌。现在我妈仍坚持着这个好习惯。

益生菌非常有价值，它可以帮助分解不容易消化的食物成分。益生菌在一定程度上能提高肠道对B族维生素、钙、铁等营养物质的吸收率。对便秘者来说，益生菌可以增加肠蠕动，帮助软化粪便，也可以助力排便顺畅。我妈以前是一个“卫生间困难大户”，数十年来，持续的便秘问题让她尝试过各种药品都无济于事。直到她查出有肠道问题后，开始有规律地服用益生菌，并且增加了饮食中的膳食纤维摄入。现在的她每天排便顺畅，非常放松。对容易腹泻的人来说，乳酸菌、双歧杆菌等益生菌可以缩短急性腹泻的持续时间。更重要的是，益生菌还可能通过调节人体免疫反应来缓解如克罗恩病、溃疡性结肠炎等疾病的症状。益生菌可以刺激肠道产生抗炎性物质，减少炎症反应。它也能增强巨噬细胞、自然杀伤细胞等免疫细胞的活性，抵御感染。

如果你有焦虑、抑郁等情绪问题，不妨也试试服用益生菌。嗜酸乳杆菌等益生菌可以增加体内血清素的含量。值得一提的是，对于希望调节体重，特别是减脂的人群来说，益生菌是一个重要的助手，它可以改善肠道菌群失衡，也能减轻胰岛素敏感性，降低患2型糖尿病的风险。益生菌对湿疹、痤疮等皮肤问题亦有一定的改善作用。

补充益生菌可以通过多种方式。天然发酵食品（如酸奶、泡菜、酸菜、味噌、纳豆、酸面包）及乳酸菌饮品都可以作为日常饮食的一部分。另外，益生菌补充剂现在已经非常流行，可以选择正规品牌的补充剂摄入，常见的菌株包括乳酸菌、双歧杆菌、酵母菌等。一般益生菌补充剂是以粉剂、胶囊或饮品形式存在的。

益生菌要适量补充，过量可能引起腹胀等不适。要选对益生菌，不同的益生菌菌株解决问题的能力不同，如鼠李糖乳杆菌能够缓解腹泻问题，长双歧杆菌可以改善便秘，嗜酸乳杆菌能够调节免疫功能。

很多人在服用益生菌后期待即刻出现某种神奇的效果，这通常是不现实的。益生菌进入人体，必须经过胃酸和胆汁的“考验”，只有一部分能够存活到肠道。即使抵达肠道，也通常需要时间来适应新环境，还要与已有的菌群竞争定植“地盘”。益生菌作为新来的“物种”，势必要与“原住民”一决高下。

前文讲过，人体肠道有 100 兆个细菌，新来的益生菌需要时间与这些细菌“相处”，抑制有害菌生长，促进有益菌繁殖，甚至恢复菌群系统的平衡状态。这些工作都需要时间，至少要服用益生菌3个月以上。

在服用益生菌的时候，尽量减少服用抗生素及其他可能破坏肠道菌群的药物，保持规律的生活作息习惯。小时候，由于缺乏健康知识，我吃过很多抗生素。通常来讲，抗生素是无法区分有害菌和有益菌的，在杀灭病原体的同时，它也会杀死肠道中的有益菌。广谱抗生素对多种菌株都有抑制作用，影响范围更广。如果体内的有益菌数量减少，有害菌就会趁机迅速繁殖，进一步破坏肠道菌群的平衡状态，导致抗生素相关性腹泻、肠漏症、免疫力低下等问题。抗生素也会改变肠道的微环境，使益生菌难以附着并定植在肠壁上。

选择益生菌的时候，首先需要考虑活菌的数量，这是衡量产品有效性的关键指标。随着存储时间的延长，益生菌内的活菌数量会减少。另外，不同菌种起不同的作用，应该根据自己的需求选择合适的菌种。单菌种能帮助我们解决特定的问题，多菌种可用来综合调节肠道健康。选购益生菌的时候，要特别注意产品的稳定性，是否耐胃酸和胆汁，还应该了解益生菌的储存要求。有些益生菌的储存要求较高，如需要放在冰箱冷藏，有些益生菌则直接放在室温环境中即可。最后，还需要看益生菌的配料表是否干净，尽量不选择添加了人工色素、香精、防腐剂的益生菌。控糖者还需要注意益生菌饮品或咀嚼片的高糖问题，选择有信誉的品牌及科学研究支持和认证的产品。

有两个重要的概念与益生菌相关，分别是益生元和后生元。这些年来，它们也备受市场关注。

益生元是益生菌的食物，主要是一些不能被人体消化的膳食纤维或低聚糖。它们在肠道中被益生菌利用，刺激益生菌生长，改善肠道环境，抑制有害菌生长。此外，益生元可以间接支持人体的免疫系统，调节血糖水平，改善胰岛素敏感性，调节人体的新陈代谢。有很多食物是含益生元的，如低聚果糖存在于洋葱、大蒜及香蕉中，抗性淀粉存在于冷却后的熟米饭、土豆中。菊粉、大豆低聚糖、乳果糖、低聚半乳糖也都是益生元。

后生元是益生菌在代谢和发酵过程中产生的活性副产物或代谢物，通常包括短链脂肪酸、细胞壁成分、酶与代谢分泌物等。它能够协助人体抗炎，维护肠道屏障，促进肠道上皮细胞修复和再生，减轻肠漏症，抑制有害菌生长，保护肠道健康。更重要的是，后生元直接作用于肠道，避免了益生菌被胃酸、胆汁杀灭的问题。常见的后生元包括丁酸、丙酸、乙酸等短链脂肪酸，脂多糖等细胞壁成分，以及某些抗菌物质等。

04 /

肠漏症， 隐秘的健康杀手

早在20世纪初，科学家已经注意到肠道屏障对健康的重要性。20世纪70年代，研究人员开始探索肠道屏障的生理作用，其中包括肠细胞的紧密连接。20世纪80年代，Alession Fasano等科学家对肠道的通透性研究有了重要发现：紧密连接是肠细胞之间的关键结构，负责调控肠道屏障的通透性。到20世纪末和21世纪初期，功能医学专家开始将肠道屏障受损和多种慢性疾病，如自身免疫性疾病、过敏等问题联系起来，提出了“肠漏症”这一概念。如今，对肠道通透性的研究已经成为肠道微生物学、免疫学及慢性病研究的重要部分。

肠漏症是由肠道屏障受损引发的。肠道屏障的通透性增加，使本应该被阻挡的物质（如没有完全消化掉的食物颗粒、毒素及病原体等）能够穿过肠壁，进入血液中。

肠漏症的成因比较复杂，通常与饮食不当、慢性炎症、肠道菌群失衡、慢性压力、毒素暴露等相关。

不当饮食是造成肠漏症的重要原因。高糖饮食（如甜点、碳酸饮料、果汁、糖果、加工类食品中的隐形糖）摄入过多可能会导致肠道菌群失衡，促进有害菌生长，也会抑制有益菌生长。菌群失衡在一定程度上会引发肠道炎症，破坏肠细胞的紧密连接，增加了肠道的通透性。

除了高糖饮食，高脂肪饮食者患肠漏症的风险也很高。很多人喜欢吃油炸食品、点心、加工肉类等，这些食品里面有不健康的物质。高饱和脂肪和反式脂肪会刺激肠道，引发炎症，进一步破坏肠道屏障。高脂肪饮食还可以改变胆汁酸分泌，促进有害菌生长，间接影响肠道菌群的组成。

如果一个人的饮食中经常缺乏膳食纤维，通常会有肠漏症风险。膳食纤维是肠道有益菌非常重要的食物来源，它是一种益生元。缺乏膳食纤维会导致有益菌减少，削弱菌群的多样性。另外，膳食纤维可以助力肠道屏障修复，缺乏膳食纤维可能增加毒素和病原体穿透肠壁的风险。

很多食品中添加了各类食品添加剂，长期食用对身体不利。比如，乳化剂会破坏肠道黏液层，防腐剂如亚硝酸盐能直接对肠道细胞产生毒性作用，人工甜味剂如阿斯巴甜、三氯蔗糖等可能改变肠道菌群，破坏肠道屏障。

从小到大，我最喜欢吃的食物是面条，甚至有几年我一日三餐都吃面条。我从很小的时候就开始受头痛问题困扰，后来我开始记录头痛日记，偶然发现，在我头痛的前一日，我的饮食中一定有麸质。经检测，我才知道自己麸质过敏。常见的含麸质的食物有小麦、黑麦、大麦。在诱发肠漏症的原因中，就包括食用了含麸质或其他过敏原的食物。因为对麸质过敏的人摄入了麸质，通常会引起肠绒毛损伤，诱发肠道炎症，增加肠道通透性。如果经常吃致敏食物，可能会引起免疫反应，破坏肠道屏障，如此恶性循环下去，肠漏症会进一步加剧。

酒精摄入过多会直接损伤肠上皮细胞，破坏紧密连接，增加肠道通透性。酒精也可以改变肠道菌群，导致炎症性分子、毒素进入血液，加剧肠漏症。

长期食用精制碳水、饮食单一化是非常可怕的。在真正学习健康知识之前，我对这一点一无所知。所谓的精制碳水，是指白米、白面及由精制谷物所制的面包、糕点等，因为缺乏膳食纤维和其他营养素，食用后易导致血糖波动，并且不利于肠道菌群的健康发展，长期摄入会促进有害菌生长，进一步削弱肠道屏障功能。

食物中还有一个隐藏“杀手”，就是含有毒素的食物。你可能感觉奇怪，“我怎么会吃到毒素呢？”其实不然，我们可能接触到各类毒素，如受污染的食品或水、被霉菌毒素污染过的谷物、未清洗干净的果蔬等。这些含毒食物可以直接损害肠道上皮细胞，进一步破坏肠道屏障。

如果想改善肠漏症，一定要在饮食上避免高糖高脂肪食品、加工类食品、酒精和麸质。优化饮食结构，多吃富含膳食纤维、益生菌的食物。还应该多吃抗炎食物，包括坚果、种子、姜黄及绿叶蔬菜等。此外，需要摄入能修复肠道屏障的营养素，如富含 L– 谷氨酰胺、锌及维生素 D 的食物。

L– 谷氨酰胺是一种重要的氨基酸，能为肠上皮细胞提供能量，修复受损的肠道屏障，促进紧密连接恢复，降低肠道通透性。除了鸡蛋、肉类、鱼类中含 L– 谷氨酰胺，补充剂中也有该成分。

锌是修复肠道屏障必需的微量元素，它有助于加强紧密连接，降低肠道通透性，特别是对有炎症性肠病的人有好处。食物中的牡蛎、南瓜子含锌较多，也可以服用补充剂来获取。

维生素 D 能够调节肠道免疫功能，减轻肠道炎症，也可以促进肠上皮细胞修复和增强紧密连接。鱼肝油、蘑菇等食物中的维生素 D 含量丰富，如果不方便通过饮食摄入，亦可服用补充剂来获取。

服用益生菌、益生元补充剂有利于恢复肠道菌群的平衡，抑制有害菌过度生长。

Omega-3 脂肪酸（包括 EPA、DHA）具有强大的抗炎作用，可以减轻肠道炎症，也能增强紧密连接，降低肠道通透性。选用鱼油一定要注意 EPA 和 DHA 的含量及配比问题。EPA 的主要功能是抗炎，对于改善心血管健康、抑郁症和减轻关节炎、肠炎等炎性反应有益处。而 DHA 对维护神经系统和大脑健康至关重要，它也是大脑和视网膜的重要组成部分。如果想解决炎症等相关问题，优选含 EPA 比例较高的鱼油。除了考虑 EPA、DHA 的含量，鱼油来源的安全性也要重视。要选择有认证标识的产品，选择提取自深海小型鱼类的鱼油，尽量避免选择从大型鱼类身上提取的鱼油。此外，也要关注纯度、提取工艺和第三方实验室的检测数据，确保无污染物。

除了鱼油，姜黄的热度也越来越高。我从 2016 年开始抗炎饮食，坚持服用姜黄素，其中也踩过不少的坑。姜黄素本身的吸收率非常低，需要搭配其他物质提高吸收率，如黑胡椒提取物。目前还有多种方法可以使姜黄素更容易被吸收，如包裹姜黄素的技术（但工艺较复杂，价格通常较高）、结合磷脂技术，或者改善姜黄素的溶解性，等等。

肠漏症可能是许多慢性病的隐藏诱因，但请记住，它是可逆的。人体的修复能力非常强，通过科学饮食、持续运动及坚持健康的生活方式等做法，肠漏症可以治愈。

05 /

排毒是一场修行

2016 年，我得了甲状腺疾病，之后我花了很多时间看书。我主要围绕功能医学、自然疗法及中医学做自我健康探索。这三个学科在不同程度上都提到了同一个概念，它就是——排毒。

说起排毒，它与外部环境、饮食习惯、生活方式等密切相关。身体本来有着极强的净化能力，然而当体内的毒素积累速度超过自身净化速度的时候，一些特定的问题就会跟着出现。

生活中不乏各类污染物和有害物质的存在，如工业排放带来的空气污染物，汽车尾气中的大量有害物质，吸烟（包括二手烟）产生的尼古丁、焦油等。这些物质都会直接损害身体，导致体内毒素增加。

受污染的水中一般都含有铅、汞一类的重金属与农药残留、工业废料等。经污染水灌溉的农作物和在污染水中长大的水产品，携带着污染物被人类摄入体内。如果蔬菜、谷物上残留的农药未清洗干净，毒素会被人体吸收。这些都是人体毒素的来源。

我们使用的塑料制品、某些化妆品、清洁剂中含有的化学物质，如邻苯二甲酸酯、双酚 A 等也可以进入人体。

不健康的饮食也会产生毒素。高糖食品、加工肉制品、油炸食品过量摄入，会使体内的自由基增加，损伤细胞。此外，缺少膳食纤维会造成肠蠕动不足，导致毒素被再吸收。饮酒过度也存在巨大的问题，如增加肝脏的负担，长期酗酒会导致肝功能受损等。

运动不足会导致血液循环变慢，体内淋巴系统的排毒效率降低，废物在体内代谢不畅等。

身体在代谢过程中也会产生毒素。一般细胞在产生能量的同时会生成自由基——它可引起氧化反应。如果身体的抗氧化能力不足，自由基就会损伤细胞结构，诱发身体慢性炎症。

前文讲过，肠道菌群的平衡非常关键，如果有害菌过多，也能产生毒素。毒素留存在体内的时间过长，又会重新被人体吸收。

激素在代谢的过程中会产生中间物质，往往需要经肝脏解毒才能排出。如果肝功能受损，便会导致激素产物残留在体内。

蛋白质在代谢的过程中会产生尿酸、氨等物质，如果在体内累积，同样会产生毒素。

如果身体的排毒能力下降，毒素容易在体内累积。当肝功能减弱的时候，如患有脂肪肝、酒精性肝病，身体的代谢效率会下降。肾脏一般是通过尿液将毒素排出体外的，如果患有慢性肾病，排尿便会受影响。肠漏症会使毒素更容易进入血液，增加全身负担。

长期承担压力会使人体的皮质醇升高，从而抑制免疫功能，增加炎症反应，使身体清除毒素的速度变慢。另外，深度睡眠是人体进行自我修复及清除废物的重要时刻，如果睡眠不足，会让排毒过程变缓，导致毒素累积。

人体的排毒器官包括肝脏、肾脏、肠道、皮肤及淋巴系统。

若想把排毒工作进行到底，首先要改善的是自己的饮食结构。我经常在社交媒体上分享自己的早餐，跟平常的面包、牛奶或油条、豆浆不同，我习惯于“饮”早餐——一杯鲜榨排毒抗炎蔬果昔。

一般情况下，我会在早餐中加入以下排毒食物：富含叶绿素的绿叶蔬菜，如菠菜、羽衣甘蓝等，帮助清除体内的重金属；西蓝花、卷心菜等十字花科蔬菜，它们含有硫化物，能够帮助肝脏排毒。我也喜欢放一些抗氧化能力较强的超级食物，如蓝莓、黑莓、红莓等，中和体内的自由基。此外，一定要选择优质的膳食纤维，如大麦若叶粉、全谷物、亚麻籽、奇亚籽等，它们能促进肠蠕动，减少毒素滞留。富含益生元、益生菌的食物或补充剂，也是我的早餐“座上宾”。一般我会将这些食物与水一起放入破壁机，切记使用经过净化的水。通常不到一分钟，一杯新鲜美味的排毒抗炎蔬果昔就做好了。我经常在直播间为大家演示早餐做法。多年来，有两类蔬果昔成了我的挚爱，那就是紫色蔬果昔（莓果系列）和绿色蔬果昔（绿叶蔬菜系列）。我还在不断尝试新的配方，不停更换做法，增加早餐的丰富度。

喝水也有讲究，一定要饮用健康的水。谈及喝水，我爸是一个特别不爱喝水的人，每次让他喝水都要靠劝解才行。其实大部分人的每日饮水量都不足。水分摄入不充足，不仅不能帮助肾脏通过尿液排出体内毒素，还会影响排便，毕竟粪便也需要有水分参与才能顺畅排出。

每天早上，我会饮用一杯用原汁机榨的西芹汁（无渣），它是我起床后的第一杯饮品，接着我开始读书或写作。上班期间，我会随身携带一个水包，里面装满我当天要喝完的各类水，如柠檬水、大麦若叶青汁、绿茶、黑咖啡等。我会提前把饮品冲泡好，便于随手拿出直接饮用。为了确保水质，选购一台净水机很有必要。我们家的净水系统几经更换，最终我们选到了满意的净水设备。选购设备要考虑它是否有清除各类毒素的能力，还要检测出水口的酸碱度等指标。

一定要限制高脂肪高糖食品和加工类食品的摄入，它们都会给肝脏带来负担。还要选择优质的洗菜设备，尽可能多地去除农药残留及重金属。有条件的话，可以选择一些有机蔬食。

在代谢方面，通过运动增强排毒能力是不错的选择。我定期做高温瑜伽、桑拿甚至高强度间歇训练（HIIT），通过出汗将体内的水溶性毒素排出。有氧运动，如跑步、拳击、骑车等也是很好的选择，它们可以增强血液的循环能力，让淋巴系统能更好地排毒。

如果你是一个排便不规律的人，一定要对排便时间、便量、颜色等进行记录。排便情况是人体肠道能力的重要体现。如果粪便在体内停留的时间过长，那么毒素自然在体内滞留更久。

除了记录排便情况，睡眠记录也很有必要。我每天都会用睡眠软件监测睡眠质量，并且特别关注“深度睡眠时长”这个指标，因为它代表了器官修复时间。在深度睡眠期，大脑会通过脑脊液的流动清除一种叫作“神经毒素”的物质。这也是一种排毒。

此外，选择一些能够帮你减压的活动。每天睡前，我都会冥想，以此降低我的皮质醇水平，这个习惯我已坚持多年。有机会的话，尽量多走入大自然，多阅读哲学书籍或学习哲学课程。这些做法都会让我们的思想更为深邃，渐臻人生佳境，喜悦而平和。

Chapter Five

5

健康理论手册

/ 01

备受瞩目的慢性炎症

我第一次读抗炎类书籍，是因为我产生了“做自己的医生”的决心。我必须向你坦白，我曾经“边读书，边扔东西”。抗炎第一年，我把自家厨房的里里外外换了个遍。我左手拿黑色垃圾袋，右手把厨房里的东西“噼里啪啦”地全部扔掉。很多抗炎书中谈到的促炎食物，我没有一丝迟疑地“扔到爽”。那时我妈来我家，又替我把扔了的东西一个个地拾回来。见我坚决要扔，她只能无奈地一直摇头。2023 年，我妈被查出有肠道早期癌变，我又把她家厨房的东西扔了一遍，然后换上了她从来没听说过的各种“瓶瓶罐罐”。后来，她的转变之路让我记忆深刻。

每个人的转变背后都有一个动人的故事，但大多数人经历了苦痛。有的时候，痛得越深刻，转变得就越彻底。

炎症并不是一个新词，早在古罗马时期就有医生提出过，它经历了几千年的发展历程。据记载，这个词最早可以追溯至古罗马医生 Aulus Cornelius Celsus，他是一名百科全书作家和医学家。他曾描述过炎症的四个经典特征，分别是发红、肿胀、发热与疼痛。Celsus 的历史贡献是对炎症的外在表现做了首次描述。后人一直以他描述的特征持续对炎症进行研究探索。古罗马医生 Claudius Galenus 补充了炎症特征，他认为炎症部位会出现功能性障碍。在 19 世纪，被称为“现代病理学之父”的德国病理学家 Rudolf Virchow 提出了细胞病理学理论，他认为炎症并不只是外部的反应，而是在细胞层面上的一种复杂过程。这个理论非常关键，因为它更深入地剖析了问题的本质。

后来，在现代医学中，炎症被定义为“一种保护性反应，由感染、组织损伤或免疫刺激而引发，它的目的是清除损伤因子并启动组织的修复工作”。我当时看到这个定义的时候，一直不理解它的本质，后来阅读了更多文献后，才明白炎症其实不都是负面的反馈。它本质上是一种自体防御机制，它也有核心的功能价值，能识别“敌人”的威胁，如细菌、病毒、毒素攻击及多种损伤等；亦可激活人体的免疫系统，并聚集免疫细胞对“敌人”进行有效的清除；还能启动自体修复功能，让身体恢复到正常的状态。

接下来，我们来看看炎症的具体分类。按照不同的时间进程，炎症被分为急性炎症与慢性炎症。

首先谈谈急性炎症，它是身体对损伤或感染的一种快速反应，目的是清除致病因子及修复损伤。一般只需要几分钟到几小时即可出现炎症反应。持续时间也异常短暂，仅需几小时、最多几天即可结束全过程。细菌性咽炎、割伤、烧伤、酸碱烧灼伤及花粉过敏等皆属于急性炎症的范畴。

有的时候，如果病因持续存在，急性炎症可能会转变为慢性炎症。这也是我重点关注的部分。慢性炎症是一种长期的、低程度的炎症反应，一般是病因没有被完全清除或免疫系统失控导致的。慢性炎症的持续时间较长，少则数月，多则数年。它的炎症程度比较低，与组织损伤、纤维化及功能丧失密切相关。

打个比方，炎症是身体的修复工，如果你划伤皮肤或遭遇感染，修复工会立刻来抢救。此刻，白细胞、抗体及身体中的各类信号分子都一致对外，努力修复伤口。如果这种情况很快结束，就是急性炎症。如果炎症反应没有停止，或者身体还在报警，免疫系统就会持续处于抢救模式。你的身体已经不再需要修复了，但修复工还在持续地工作，逐渐形成了慢性炎症。就在此刻，修复工“黑化”，从原来的“保护者”

变成了可怕的“破坏者”。

在慢性炎症中，身体的免疫细胞不断地释放出攻击信号，对原本健康的细胞造成巨大的破坏作用。这种刺激非常可怕，长此以往，它会让原本健康的细胞功能紊乱，甚至凋零、死亡。此外，受损细胞及组织由于无法被及时清理出体外，会变成一堆垃圾，进一步刺激炎症反应的发生。持续的炎症反应会让血管变硬，胰岛素失效，甚至诱发心脏病、糖尿病等慢性疾病。

诸多器官都会受到慢性炎症的影响。慢性炎症会让大脑神经细胞受损，进而影响情绪、记忆功能，再发展下去甚至会诱发阿尔茨海默病及抑郁症。当慢性炎症侵入肠道的时候，会诱发肠漏症，细菌、毒素进入血液中，无疑会加剧肠道炎症。肠道有问题，可能影响全身免疫系统及情绪反应、心理健康。类风湿关节炎是一种非常典型的慢性炎症，免疫系统攻击关节，诱发疼痛与肿胀问题。

谈及慢性炎症，关注诱发原因很有价值。排在首位的是不正确的饮食方式。很多人喜欢吃含糖量较多的食品，它们会让你的血糖飙升，刺激身体不断释放出炎症信号。此外，一些加工类食品、预包装食品中的反式脂肪等会直接导致炎症反应的发生。久坐不动会让身体代谢速度变慢，累积更多的脂肪，导致炎症因子在血液中不断增加。深度睡眠不足也会诱发身体持续打开炎症“开关”，而且长期熬夜或睡眠不足会使身体的修复力不足。还有，长期心理压力过大会让身体分泌过多的皮质醇，它会干扰免疫系统，久而久之，身体就对炎症反应失去控制。

身体当中隐藏着一些“杀手”，达到特定条件后，这些“杀手”就会在身体里横冲直撞。比如，肠道中的有害菌太多，会刺激炎症信号的释放。之前讲过，肠道中分布着70%以上的免疫细胞，也就是说，肠道菌群平衡至关重要。一些慢性感染，诸如幽门螺杆菌感染、乙肝病毒感染等会让免疫系统一直处于警戒状态，久而久之，便会诱发炎症。肥胖不仅影响个人形象，更值得关注的是那些脂肪细胞。它们会释放信号分子，促进炎症反应加剧。

如何诊断是否有炎症反应？体检是一种简便的方式。观察自己的日常状况，也可以找出炎症的蛛丝马迹，做出初步判断。比如，你总是感觉疲倦不堪，即使睡觉也不能缓解；晚上睡不着，早上醒不来；焦虑，有抑郁情绪，甚至经常有无缘故的情绪波动；体重突然增加或减轻，腹部赘肉突出；反反复复长痤疮、湿疹，长期皮肤暗沉；长期有腹胀、便秘、腹泻等问题。以上这些，都可能是慢性炎症反应。

在医学检测方面，可以通过检测C反应蛋白来判断。它是一种炎症标志物。也可以通过检测血糖及胆固醇水平来诊断，这些指标都与炎症密切相关。

我在30岁的时候，爬2层楼都感觉疲惫不堪，每天无精打采，注意力不集中，脾气暴躁，经常无故发脾气或心情郁闷。那个时候我从不运动，体能极差，还热爱暴饮暴食，甜食摄入过量。现在想来，这些都跟我的炎症反应一一对应上了！

现在的我比之前年长9岁，体力、精力却有了极大的增长。平时的直播工作强度极高，我可以连续直播15小时，第二天还能正常工作。我还成了一名职业拳击手。除此之外，我现在的情绪稳定而平和，不再是之前那个脾气暴躁的创业者。相信身体的自愈能力，持续对自己的身体进行抗炎修复，这是我的健康目标。

抗炎就是要“拥抱”正确的生活习惯，坚持抗炎饮食。30岁前，我吃了大量不健康的预包装食品，现在想来，那个时期我摄入过很多化学“毒素”。抗炎饮食讲究“纯天然”，拒绝“科技与狠活”，因为蔬菜、水果、全谷物等“纯天然”含有非常丰富的抗氧化物质。

在饮食方法方面，我推荐你们阅读《救命》这本书，它提出了“每日十二清单”，我至今仍在遵循。“每日十二清单”指的是每天要吃的食物和要做的事。第一是豆类，豌豆、黑豆、鹰嘴豆等都是不错的选择。第二是浆果，包括蓝莓、红莓、黑莓、草莓等。第三是除了浆果外的其他水果，包括苹果、香蕉、橙子等。第四是十字花科蔬菜，如西蓝花、羽衣甘蓝、大白菜。第五是菠菜、芝麻菜等绿叶蔬菜。第六是其他蔬菜，如胡萝卜、番茄、黄瓜、辣椒等。第七是亚麻籽，每天至少吃一汤勺磨碎的亚麻籽，因为它含有 Omega-3 脂肪酸和木酚素。第八是坚果和种子，如核桃、杏仁、南瓜子等。第九是香料，如姜黄（其他抗炎书里也在反复推荐）、肉桂、生姜等。第十是全谷物，包括糙米、燕麦、藜麦等。第十一是多饮水，但要保证水中不加糖。第十二是运动，每天至少进行 90 分钟中等强度的运动或 40 分钟高等强度的运动。

Michael Greger 在《救命》一书中提到的“每日十二清单”是一项改变人们生活规律的计划。这个计划看似很难，但多年过去，当我重新阅读这本书的时候，我发现我现在每天所做的仍和书中所写的如出一辙。

02 /

抗炎三境界

我曾读过多本与抗炎饮食有关的书，里面介绍了丰富而具体的抗炎知识。然而，从 2016 年到今天，连续 9 年，我被问到最多的问题却是："张萌老师，我该如何坚持抗炎的生活方式呢？你是如何从一个无肉不欢、'胡吃海塞'的人成了一个自律的抗炎饮食执行者？你是如何做到并乐在其中的？"如何执行抗炎计划，成了大家关注的焦点问题。

抗炎第一境界：找到你的内驱力

初读抗炎类书籍，我的第一感觉便是"谁要是能坚持下来，那一定是位圣人"。每次读书，我都会疑惑书里列出来的这些东西真的是给人吃的吗？只吃粉剂能吃饱吗？这么吃营养足够吗？能支撑每天的学习、工作吗？这些问题是我在抗炎初期每天都会问自己很多遍的问题。说实话，当时的我的真切感受是——抗炎世界离我很远，在这条道路上，我很孤独。

人在孤独的时候，就会怀疑世界，怀疑自己。那时候的我对抗炎饮食持将信将疑的态度。我当时将近130斤，本着变瘦变美的目标，我找到一位营养师帮我设计了饮食计划，目标是减掉30斤。我每天吃任何东西都要给营养师拍照。除了改变饮食习惯，我还开始进行泰拳训练。我的体能极差，只打几轮就疲惫不堪，但我很有信心，我相信自己能成功。我在家里和办公室里贴了很多张我想拥有的理想身材的展示图片，图片上的女孩们都有细腰、细腿和纤细的手臂。而当时的我肚腩肥硕，每天都穿着宽大的衣服，用来遮挡赘肉。我在练习泰拳之前会跳绳，每次跳起来，浑身的肉就跟着我的跳跃上下乱颤。现在想想，当时的我真的很“自信”呀。

天助自助者，2018年，我终于瘦到了100斤。这30斤是靠持续的汗水、每顿饭极致的热量控制而达成的。然而，不得不承认，这个时期的我离抗炎饮食还有很远的距离。我只是比较少吃“煎炒烹炸”食物，吃水煮菜居多，也摄入了一些营养补充剂。

任何人想要改变自己，总需要一个内在驱动力，可以是为了健康，也可以是为了有更加美丽的身材。如果你想换一种生活方式，需要先找到自己的“内在主宰力量”。在2016—2018年，我解决了我的甲状腺问题并完成了减重目标。

抗炎第二境界：面对权威，做出选择

在读抗炎书籍的时候，我总是按照书中的指引去找下一本应该读的书。按图索骥，我阅读了很多本书。读得多了，我发现了一个难题，那就是对同一种食材，专家的说法往往大相径庭。咖啡到底是好东西还是坏东西？一个人应该食补还是吃营养补充剂？姜黄素怎么吃效果最好？如何衡量抗炎饮食在健康生活中的作用？该不该吃素？如何衡量每种食材的价值？如何衡量一种营养补充剂的功效？……这些都成了我思考的内容。

其实在不同的理论学派中，专家观点互斥的情况很正常，甚至有的时候在同一体系内，专家也会针锋相对，各有各的道理。那么，这时候我们该听谁的？

我的答案通常是——听身体的。学会聆听自己的内在声音，观察自己的身体状况。《控糖革命》的作者是一位研究血糖的法国专家，她曾发起佩戴随身血糖仪来监测三餐血糖变化的建议。她提出通过改变饮食顺序来稳固血糖。她建议把三餐顺序调整为“先吃蔬菜，再吃蛋白质，再吃碳水化合物”。

随身血糖仪一般是给糖尿病患者使用的，我曾经看我爸佩戴过。我按照书里提到的方法，把血糖仪戴在了胳膊上。由于数据可以被实时反馈到手机 App 上，因此我可以在任何时刻了解自己的血糖波动。我发现了一个秘密——我的精力如此充沛，与血糖稳定密切相关。

后来按照书里的方法，我尝试在餐前分别食用不同的食物，观察食物控制血糖的效果。比如，在餐前 30 分钟饮用苹果醋，之后吃饭；第二天不饮用苹果醋，之后吃同样的饭，观察这两天的血糖波动是否一致。很神奇的是，在餐前 30 分钟喝苹果醋确实会帮助我控制血糖。

如果你无法决定自己应该用哪一派的理论，不妨利用监测数据来判断。拿睡眠举例，我睡觉一般会使用睡眠监测软件，尤其关注深度睡眠时长。我会记录深度睡眠时长是否与我服用睡眠补充剂相关；如果白天做了运动，是否会促进晚上的睡眠；我当日的身体情况与深度睡眠时长是否相关；我的饮食总热量与睡眠质量的关系。这些问题都被我一一查验，以此为准，我制订了属于自己的深度睡眠优选计划。

面对权威，最好的选择是聆听自己的身体需求，通过指标数据，做出对自己有利的决策。

抗炎第三境界：成为自己的医生

人人都知道应该了解自己的身体，可真正做到的人少之甚少。太多的人总是等生病、甚至是在无法挽救之时才开始反思自己的健康问题。其实，每个人都有后知后觉的经历，但有些智者能在开始经历苦痛时便反思自己，问问自己问题出在哪里，然后愿意慢慢补足短板，并把它逐步发展成长板。

《救命》一书的作者进入预防医学领域，是因为他的祖母在 65 岁的时候患上了慢性病，她几乎被医生放弃了，后来却奇迹般地恢复了健康，并活到了 90 多岁。这段经历让作者从做专科医生转为研究营养学与预防医学。他意识到，很多慢性病，如心脏病、糖尿病、高血压等都可以通过调理饮食及改善生活方式进行逆转，他认为治疗这些疾病不应该仅仅依靠药物。后来，他创办了健康类资讯网站，帮助普通人改善健康问题。他也成为一名畅销书作者，他在《救命》这本书中提出了“每日十二清单”，帮助读者调整饮食计划。

《抗炎》的作者 Maggie Berghoff 最早并不是功能医学医

生，她的改变始于自己与自身免疫性疾病的抗争之路。她在年轻时就患有多种疾病，但现代医学没有办法帮她脱离苦海，这促使她转为关注功能医学。后来，她找到了炎症发生的根本原因，不仅完成了自愈，更重要的是，她通过实践证明，健康的饮食方式及正确的生活方式对减轻炎症具有明显的效果。她向更多人分享了她的自愈方法，这让她获得了事业上的成功。

Terence Kealey 是一位生物化学家，患有 2 型糖尿病。他反复研究自己的血糖问题，结果发现早餐对他的血糖波动影响显著。他通过减少早餐量甚至不吃早餐，让自己的健康情况得到了显著改善。传统观点视早餐为重要的一餐，然而他的研究否定了这一观点，于是他写了《我，不吃早餐！》一书。书中讲到吃早餐会影响代谢水平提升，对患有代谢病的人或糖尿病患者来说更是如此。现代早餐通常包含高碳水，如面包、甜点及谷物等，这些会增加人的代谢压力，进而诱发胰岛素抵抗和提高肥胖风险。Kealey 的理论引起了社会各界的广泛探讨，有人反对他，也有人力挺他。且不谈他的具有争议性的观点，单独看他的个案：他通过研究自身，解决了自己的身体问题，他做了自己的医生。

我在 2016 年查出了甲状腺问题，之后的几年时间里，我拿自己做了非常多的实验。我把各类理论学说及生活方式改善策略做成了一项长期的人体实验，每次仅修改一个变量，然后观察我的身体数据表现，再决定是否要将这个变量保留或舍弃。

我保留了很多珍贵的变量，比如，每天晚上泡脚，一边读书，一边敷面膜，一边戴红光梳；早中晚均服用不同的补充剂；每周 3 次拳击加 3 次撸铁；每小时饮用不同的饮品；每天都进行抗炎饮食；每日间歇性断食及每月 4 次全天断食；每晚 20 分钟冥想……这些改变虽然微小，但它们汇聚在一起的时候，便构成了我现在的生活方式。我称自己为“小白鼠”，通过不断测试自己，我总结出很多可以应用的经验，并且持续开展新的实验。

正如希波克拉底说的“要做自己的医生”，你不必成为解决他人问题的专家，但自己的问题，你不仅要知道，而且要充分知晓解决方案，力求从“知道”到“做到”。

/ 03

应运而生的功能医学

做自己的医生并不是指不去医院就诊，而是在发现患慢性病的初期就改变自己，建立健康的生活方式，防止慢性病发展成严重的问题。然而，慢性病与急性病不同，如果不是通过身体检查，它很难被察觉。在这样的背景下，功能医学应运而生。

功能医学作为现代医学的一个分支，近些年在全球范围内得到了广泛的关注。越来越多的相关书籍受到了大众读者的喜爱。功能医学是一种全新的医学理念，更是一种与科学技术深度结合的医学实践方式。它的医学模式强调以患者为中心，通过全面检测患者的基因、调查患者的生活环境及生活方式，判断患者生病的根本原因，并为患者改变生活方式提供指导。

在功能医学的诸多特点中，有三点值得特别关注。第一点，它的诊疗方式以人为本，强调个体的独特性。第二点，它将身体作为一个有机整体来考虑，强调身体的各个系统都是紧密连接的。注意，这与我们熟悉的“分科制”（如外科、妇科）不同，专科医生只会向你提供与自身专业相关的医疗建议。功能医学强调整合，它追求解决根源性问题，而非仅仅解决症状。最后一点，功能医学从生物系统的动态平衡出发，研究的是健康与疾病之间的动态关系这类本质问题。

我曾经在《从怕学习到爱学习》这本书里讲过，从三个角度去研究一个学科，通常事半功倍。一是这个学科的发展史，二是这个学科的代表性人物，最后是这个学科的代表性事件或相关作品。

功能医学也不例外。通过探究它的历史能够发现，这是一个为适应人们的需求而发展出的学科。关于它最早的概念，可以追溯到20世纪80年代，那时科学家还在深入研究分子生物学、基因组学、营养学，等等。科学家发现，人体健康不仅取决于遗传因素，还受到生活方式、饮食习惯、环境毒素等多因素的影响。

1991年，美国生物化学家Jeffrey Bland倡导让功能医学成为一个独立的医学学科。他被誉为“功能医学之父”。

Bland 通过多年的研究与推广，使功能医学从一种理念变成了在全球范围内实践的医学体系。他还创办了功能医学研究所（IFM），这是最权威的研究功能医学的机构之一。

随着基因组学及系统生物学研究的进步，功能医学逐渐发展成一个综合性学科。21 世纪初，功能医学被引入欧洲、大洋洲及亚洲。2014 年，美国克利夫兰医学中心正式成立了功能医学中心，这也是功能医学史上的丰碑式事件，它标志着功能医学正式被现代医学接纳。近年来，功能医学在慢性病管理、亚健康防护及个性化医疗方案等领域均取得了显著性成果。针对糖尿病、高血压、心血管疾病、自身免疫性疾病（如肠道屏障障碍、风湿性关节炎、甲状腺疾病等），功能医学通过调整饮食构成、优化生活环境、缓解压力等方式，帮助患者降低了炎症反应。对于一些亚健康问题，如疲劳、失眠、注意力不集中及免疫力下降等，功能医学通过改善肠道健康、恢复激素平衡、排出环境毒素及优化生活方式等手段，帮助人们改善身体状况。

功能医学界有很多丰碑式人物。功能医学之父 Jeffrey Bland 写了 *The Disease Delusion* 一书，阐述了功能医学是如何从根本上改善慢性病的。此外，他还为从业者写了相关书籍。

上文提及的克利夫兰功能医学中心代表着现代医学对功能医学的接纳。该中心主任 Mark Hyman 是功能医学重要的推动者、实践者。他将功能医学与人们的生活方式相结合，强调饮食健康，提倡通过饮食来调整代谢问题，诸如肥胖、糖尿病等慢性病。他的代表作 *Food: What the Heck Should I Eat?* 讲述了健康饮食的生活方式，*The Ultra Mind Solution* 探讨了功能医学与大脑健康之间的关系。

精神病学专家 Kelly Brogan 继续拓展了功能医学的研究广度，她用功能医学治疗抑郁症、焦虑症等精神问题，也提出了心理健康和肠道健康之间的重要关系。她曾撰写了 *A Mind of Your Own* 一书，探讨了精神病治疗的全新方向。

功能医学神经专家 David Perlmutter 专注于脑健康领域，他总结了肠道健康与脑功能之间的关系，强调了饮食、炎症在神经退行性变性疾病中的作用，推广了低碳水和抗炎饮食是保护认知功能的核心策略这一观点。他是 *Grain Brain* 的作者，这本书红极一时，讲述了谷物和糖对脑健康的潜在威胁。此外，他的 *Brain Maker* 介绍了肠道菌群是如何影响人脑健康的。

Frank Lipman 是一位综合医学专家，他将功能医学与现代医学结合，为患者提供综合性健康方案。他擅长帮助人们从慢性疲劳、消化问题、激素失衡中找到恢复策略。他的代表作 *How to Be Well* 介绍了功能医学的健康优化全策略，*The New Health Rules* 提供了简单易行的新健康法则，*Revive* 则专注于研究慢性疲劳综合征，帮助人们恢复活力。

肠道健康专家 Alessio Fasano 充分研究了肠漏症，在这个领域贡献突出。他讨论了肠道屏障功能异常与慢性病之间的关系，又进一步对肠道健康和全身免疫系统健康之间的关系展开研究。我发现自己有麸质过敏的问题后便开始关注他，阅读了他的作品 *Gluten Freedom*。这本书讲了麸质对肠道及免疫系统的影响。

整合性功能医学专家 Chris Kresser 主要推广以功能医学为基础的整合性治疗方案，特别是针对消化系统疾病和慢性炎症的治疗方案。他致力于培养功能医学领域的从业者，强调天然、未加工食物对健康的积极作用。*The Paleo Cure* 介绍了古饮食疗法，并将功能医学和古饮食疗法进行了结合。

Josh Axe 是一位功能医学医生，也是一位畅销书作家，我曾多次推荐他的《吃土》。我曾搜索过关于麸质过敏的大量文献，一位功能医学专家向我推荐了 Josh 的作品。Josh 对肠漏症颇有研究，他将麸质过敏列为肠漏症的基本特征之一。《吃土》讨论了肠道健康与现代疾病之间的关系，值得关注。

他还写了*Keto Diet*，描述了在功能医学视角下的生酮饮食疗法，深受大众欢迎。

Daniel Amen是一位研究脑健康的功能医学医生，他的代表作*Change Your Brain, Change Your Life*探讨了功能医学改善大脑健康及个人情绪问题的方法，*The End of Mental Illness*谈及了终结精神病。他提出通过功能医学来治疗心理疾病的全新思路。

Amy Myers是一位自身免疫性疾病专家，对甲状腺疾病有着深刻的研究。她的作品*The Autoimmune Solution*展示了在功能医学视角下的饮食习惯与生活方式的调整方法。此外，*The Thyroid Connection*谈到了如何通过功能医学治疗甲状腺疾病。

Ben Lynch是一位基因专家，是MTHFR基因突变领域的先驱人物。他深入研究基因突变对人体代谢、解毒及慢性病的影响，提出调整饮食习惯和生活方式可以改善基因表达。他的作品*Dirty Genes*解读了如何通过功能医学解决受损基因的表达。

Cara Phillipo专注于研究女性健康，特别是激素失调导致的女性健康问题，如前文提到的多囊卵巢综合征、不孕症、更年期综合征等。她将饮食、情绪管理及自然疗法相结合，帮助女性恢复正常的激素水平。她写了 *Hormonal Balance: A Functional Medicine Guide for Woman*，这本书是功能医学在女性健康领域的研究指南。

Tom O' Bryan 是一位免疫学专家，聚焦于研究麸质过敏与自身免疫性疾病。他写了 *The Autoimmune Fix* 这本书，书中提出了自身免疫性疾病的治疗方法。他还写了 *You Can Fix Your Brain* 一书，介绍利用功能医学修复大脑的方法。

Joseph Pizzorno 是一位功能医学领域的教育家，他创立了巴斯蒂尔大学，这是美国第一所受认可的自然疗法学校，是功能医学的教育基地。Joseph 研究环境毒素对慢性病的影响，强调排毒及营养补充的重要性。他的代表作是 *The Toxin Solution*，书中探讨了环境毒素是如何影响健康的，以及如何通过功能医学来清除人体毒素。*Textbook of Natural Medicine* 是一本关于功能医学、自然疗法的权威教材，指导了很多从业者。

功能医学作为一种新兴的医学模式，它的观点独特，为慢性病管理、健康方案优化提供了全新的思路与方案。同时，它可以与现代医学、心理学及营养学等多学科进行深度融合。随着人们对健康问题的重视，功能医学也将在更多国家及地区得到人们的认可与实践。

04 /

神奇的自然疗法

自然疗法是一种强调依靠自然力量治愈身体的医学体系，以整体健康为核心，融合了草药学、饮食疗法、心理治疗、运动疗法和生活方式干预等多种方法，通过非侵入方式促进人体健康，预防疾病。

自然疗法认为自然是有治愈能力的，相信人体有很强大的自我修复力及平衡能力。拉丁语“*Vis Medicatrix Naturae*”指的就是自然的治愈能力，最早由西方医学之父希波克拉底提出。

自然疗法的整体性非常强大，它关心身体、心理及情感等多方面的健康。它相信“凡事提前，过有准备的人生”，强调预防的价值，所以这个学科有较强的教育属性。

前面讲过功能医学，它与自然疗法是有区别的。自然疗法注重利用自然的力量（如植物、阳光、水、空气等）及通过调整生活方式来刺激身体自愈。而功能医学则需要找到疾病的根本原因，通过现代科学技术如基因检测、代谢分析等提供精准的个体治疗方案，它通常强调将基因、环境与生活方式进行整合。自然疗法倾向于使用自然资源（如草药、矿物、食物）及传统疗法（如针灸、按摩）来进行疗愈。功能医学先检测，再结合营养补充剂、心理学进行医疗干预。自然疗法偏向于日常健康管理、亚健康状态调整及轻度疾病治疗。功能医学更关注复杂的慢性病综合管理。自然疗法基于传统医学与哲学理论，它相信自然是有治愈力的。功能医学则以现代科学为基础，如分子生物学、基因学等。

自然疗法的发展曲折且漫长。它可被追溯至古希腊时期，希波克拉底提出了“自然是最好的医生”，他认为疾病是身体内部失衡的表现，通过调整生活方式可以逐渐恢复身体内部的平衡。他提出了四体液理论，四体液分别指人体的血液、黄胆汁、黑胆汁及黏液。他指出这些体液之间的平衡关系很关键。健康代表体液平衡，生病是平衡被打乱的结果。

平衡思维是自然疗法重要的哲学基础。来自东方的古老智慧同样有类似的观点，如我国中医学的阴阳平衡。

无独有偶，古印度的阿育吠陀医学强调了多沙和自然元素的调和关系，多沙指的是生命能量，包括三种：瓦塔、皮塔，卡法，它们三者之间的平衡很关键。阿育吠陀医学认为自然元素、饮食、心理和环境对健康有重要的作用。

值得注意的是，自然疗法与哲学之间有着密不可分的关系。自然疗法不仅是一种治疗方法，更是一种基于哲学的整体健康理念与医学实践方式。它的核心思想深受古代哲学体系的影响，包含与自然、平衡、身体自愈能力等有关的哲学观点。

19 世纪末到 20 世纪中叶，现代医学快速发展与兴起，抗生素被发现，疫苗得到广泛使用许可，诊断技术（诸如 X 射线、显微镜）及实验室检测被逐步引入医学领域，很多疾病得到了精准的诊断。而自然疗法存在科学验证、效果评估及技术创新方面的不足，一度被边缘化。

20 世纪 70 年代，随着整体医学和替代医学的兴起，自然疗法重新受到重视，特别是在北美洲、大洋洲和欧洲。那个时期，现代医学在急性病与传染病的治疗方面表现突出，但对慢性病，如糖尿病、高血压、癌症及自身免疫性疾病等的治疗效果非常有限。自然疗法成为治疗慢性病的重要补充。除此之外，化学药物虽然高效，但伴随而来的诸多副作用也逐渐显现，长期服用可能会诱发各类健康问题，这也在一定程度上促使人们对自然疗法产生了兴趣。因此，自然疗法逐渐在全球范围内开始规范化发展，很多国家构建了自己的自然疗法教育体系和行业从业认证工作。

谈及自然疗法的代表性人物，首先要提及的就是希波克拉底。他奠定了自然疗法的哲学基础，强调自然的治愈力。他提出疾病是人体失衡的结果，而医生的职责是帮助患者重新恢复到身体平衡状态。

Galenus 将希波克拉底的医学思想系统化，强调了自然和体液平衡对身体健康的重要性。他大力推广自然疗法与整体健康的理念，影响了中世纪的医学发展。

Avicenna 是一位阿拉伯医学家，他发展了草药疗法及饮食疗法，是中世纪的医学权威。

Paracelsus 是一位文艺复兴时期的自然哲学家，他提倡用化学元素治疗疾病。他首次使用化学元素来解释疾病，这让他的理论与传统医学理论分道扬镳。

水疗法之父 Vincent Priessnitz 强调应用冷水和自然环境促进健康。他建立了第一家水疗中心，吸引了各国患者前来治疗。

Arnold Rikli 倡导日光疗法和空气疗法，他在瑞士建立了健康疗养院，推动了自然光疗和空气疗法的发展。

Sebastian Kneipp 利用水疗法、草药及饮食等手段帮助人们恢复健康，成为德国乃至欧洲的自然疗法标志性人物。他的代表作 *Meine Wasserkur* 谈到了水疗法知识，*So Sollt Ihr leben* 讲述了保持健康的法则。

提出排毒疗法的是 Louis Kuhne，他强调使用饮食和水疗法排出体内毒素。他发明了坐浴排毒法，曾在欧洲广为流行。

自然疗法被广泛推广有跨国传播者的助力，Benedict Lust 就是其中的代表性人物。他将德国的自然疗法引入美国，并创办了自然疗法学院，还写了 *The History and Philosophy of Natural Therapeutics* 来介绍自然疗法的历史与实践。他创办的自然疗法学院推动了该学派在美国的规范化。

素食疗法也是一种自然疗法，它的推动者是 John Harvey Kellogg。他建立了疗养院，在里面推广自然疗法及素食。

格森疗法在自然疗法界颇负盛名，代表性人物是 Max Gerson，他通过调整饮食习惯和排毒来治疗慢性病。他的代表作曾轰动一时，*A Cancer Therapy: Results of 50 Cases* 是一本关于癌症疗法的书，涉及50个治疗案例。

Bernard Jensen通过虹膜疗法来诊断并预测人们的身体健康状态。他推动了虹膜疗法的发展。

断食派的代表性人物是Paul Bragg，他倡导通过断食或全食物饮食来对身体进行治愈。他的代表作*The Miracle of Fasting*讲述了断食在自然疗法中的实际应用。

营养学家Ann Wigmore是一位自然疗法的推动者，她在*The Wheatgrass Book*这本书中推广了生机饮食，因此被誉为“生机饮食运动的先驱”。书中介绍了小麦草的益处，包括解毒、抗氧化、促进细胞修复。生机饮食是指食用没有经过烹饪或加热的天然食物，最大限度地保留食物中的营养素和酶。Wigmore认为生机饮食可以增加人体免疫力，促进自愈，延缓衰老和预防多种慢性病。她通过书籍、讲座及媒体宣传，将小麦草和生机饮食从一个很小的垂类转变为一场全球范围的健康运动。在她的宣传推广下，很多商店、餐馆都为消费者提供了小麦草汁。

传统饮食的推广者Frances Marion Pottenger强调饮食与健康具有密切的关系。他通过动物实验表明加工类食品对身体有负面影响。

肌动学创立者 George Goodheart 提出将肌肉测试作为评估健康的工具，推动了自然疗法在结构治疗中的应用。

普拉提创始人 Joseph Hubertus Pilates 出生于德国，他从小就体弱多病。为了改善自己的健康状况，他学习了瑜伽、体操、武术及古代健身术。他将不同运动体系的精髓进行整合，发展出一套强调身体控制的运动方法，并将其称为“控制术”。在一战时期，Pilates 使用床架上的弹簧等简单工具，设计了针对受伤人员的锻炼方法，帮助伤员进行力量恢复和灵活性恢复。1926 年，他移居到美国，在纽约开设了第一家普拉提工作室，吸引了大量的专业舞蹈演员、运动员及影视演员，这些人将普拉提当成康复和提升表演能力的工具。随着这些知名人士的推广，普拉提被大众熟知。20 世纪 90 年代，普拉提逐渐从专业领域扩展到大众健身领域，众多明星公开表示普拉提对自己保持身材有重要的价值，促使普拉提成为一种时尚的健身潮流。

身心医学领袖 Deepak Chopra 将古老的阿育吠陀医学与现代医学相结合，形成了独特的身心医学体系。Chopra 认为健康不仅是身体有无病态，也应该包括心理和心灵的和谐。他提倡使用饮食、排毒、瑜伽、正念冥想等方法恢复身体的平衡。正念冥想被视为一种科学工具，可以减轻焦虑、抑郁，也能改善注意力与健康。他在 *Quantum Body* 一书中提出，通过改变一个人的意识状态，可以激活身体的自然愈合能力；书中结合物理学的量子理论，解释了正念冥想是如何通过改变大脑和免疫系统来促进人体健康的。Chopra 还创办了 Chopra 中心，提供冥想、瑜伽、阿育吠陀疗法等健康服务，吸引了全球各地的健康爱好者。

Andrew Weil 倡导以预防为主的健康管理，他创办了亚利桑那大学整体医学中心，以此推动了自然疗法与现代医学的整合。他著有 *Spontaneous Healing*，他认为多种疾病尤其是慢性病能通过身体自愈能力而得到治疗甚至是自愈。*The Natural Mind* 谈到了健康与意识之间的关系，强调心理状态和思维模式对身体健康的深远影响。他认为正念冥想和改变思维方式均可直接影响身体的健康状态。

Ralph Warren 在自然疗法领域的影响力来自他推动了自然疗法从业者的国际认证体系建设。他意识到，缺乏统一的教育和认证标准是阻碍自然疗法发展的重要原因。在他的推动下，多个国家成立了自然疗法从业者认证机构。这些机构用来确保从业者具备专业知识及技能。此外，他在自然疗法教育中引入了科学基础，如解剖学、生理学和病理学等，确保从业者的知识体系全面且科学。

自然疗法在现代社会的影响力愈发深远，尤其是在慢性病管理方面，它通过运用饮食、运动、草药及心理疗法等手段帮助了诸多慢性病患者康复。此外，它也能改善焦虑症、抑郁症患者的心理问题。自然疗法在预防疾病方面也有积极作用。自然疗法的优势在于它的非侵入性和整体性，这让它越来越受到大家的关注。由于缺乏全球统一标准和科学研究支持，自然疗法在主流医学中仍会受到质疑。

/ 05

中医： 源远流长的中国智慧

中医学，简称“中医”，是中国传统医学的核心部分，它是以中国古代哲学为核心基础，以整体观念和辨证论治为特点的医学体系。历经数千年的发展，中医形成了独具特色的理论体系和治疗方法。它的核心理论包括阴阳五行学说、脏象学说、经络学说及气血理论等，这些理论不仅用于解释人体的生理、病理现象，也用于指导疾病的诊断和治疗。

阴阳学说以中国古代哲学的阴阳概念为基础，阴阳指事物普遍存在的相互对立的两种属性。中医认为，人体健康依赖阴阳平衡，一旦阴阳失衡，就会引发疾病。五行指的是金木水火土五种基本元素。中医将五行与人体的脏腑、经络和情志等联系在一起，用来分析病因及指导治疗。脏象学说指的是中医将人体脏腑生理功能、病理变化规律及相互关系与外在征象联系起来，形成了独特的生理观和病理观。经络学说是阐述人体经络系统的学说。针灸便是基于经络学说，通过刺激穴位来达到调节气血、治疗疾病目的的方法。辨证论治是中医诊断治疗疾病的思维方法和过程。辨证是根据症状和体征分析病因、病位和病理，而论治则是拟定个性化的治疗方法。由此看来，中医不仅是一种医学体系，更是一种文化现象，充分体现了国人对生命、健康及自然的认识。

在中医发展的过程中，众多杰出的医学家做出了卓越的贡献。《黄帝内经》是中医奠基之作，虽托名于黄帝，但主流观点认为它是由多位医学家传承、增补、创作而成的。

被誉为“医圣”的张仲景是东汉时期著名的医学家，著有《伤寒杂病论》。这部古籍是中医经典巨著，奠定了辨证论治的基本原则。该书总结了张仲景对外感病和内科杂病的治疗经验，提出了六经辨证的理论体系。

华佗是东汉时期著名的医学家，他发明了“麻沸散”，用于外科手术麻醉。此外，他还创编了“五禽戏”——一种模仿动物动作的健身操。

药王孙思邈是唐代著名的医学家，著有《千金要方》和《千金翼方》等作品。《千金要方》全面总结了唐代以前的医学成就，对中医药学的发展产生了深远的影响。孙思邈还提出了“大医精诚”的医德理念，强调医生应该具有高尚的医德和精湛的医术。

李时珍是明代著名的医学家和药学家，他用27年编纂完成了著名的《本草纲目》。书中收录了1892种药物，详细描述了药物的性味、主治及用法。这本书被誉为“东方药物巨典”，对中国乃至世界的药物发展具有巨大的贡献。

20世纪以来，中医在发展现代化的过程中经历了许多重大事件。1956年，中国成立了第一所中医学院，标志着中医教育的系统化。近年来，中医药逐渐走向了国际舞台，成为全球医学发展的重要组成部分。2015年，药学家屠呦呦因发现青蒿素而获得诺贝尔生理学或医学奖，为抗疟药物的研究开拓了新方向。

我喜欢中医，不仅是因为它对人类健康具有巨大的贡献，更是因为它是哲学乃至美学的重要体现。在我创办的教育机构里设有中国哲学系列课程，我将《黄帝内经》列为必学科目。因为学习中医，可以更好地理解人性，深刻地理解中国文化的精髓。

后记

本书的写作过程，是我反思人生的过程。2016年，我查出患了甲状腺疾病，那年是我在健康领域学习钻研的元年。我通过学习功能医学、自然疗法及中医学，逐渐了解到每个学科的发展都有它的历史机遇性。很多研究者在持续发现新理论，诸多践行者在医疗岗位救死扶伤，众多学习者持续受益。学习之后，我拥有了更健康的体魄，“做自己的医生”。当我获益后，我愿意做健康的传播者，通过文字及媒体的力量，让更多还在“沉睡”的人拥有“觉醒”的机会。每个人的觉醒之路都伴随着痛苦——或是自己经历了疾病痛苦，又或是亲眼见证了亲朋好友历难的过程。不管怎样，在健康领域，每个人都需要遇到一个“决定性瞬间”，方能有觉醒的机会。

光有“决定性瞬间”是远远不够的，很多人的一生在持续经历着苦难，反复被同一块石头绊倒。究其原因，其实是“从不复盘，绝不反思”的个性使然。如果反复经历类似的困难，总过着一种被自己称为“倒霉蛋”的人生，那么只有一种可能：困难看我千万遍，我看困难如初恋。我们缺乏识别同类困难的能力，每当困难披着不同的“马甲”出现的时候，我们只觉得它又是一个全新的挑战。

多年前，我爸得了高血压、糖尿病、肥胖，最后他在工作现场突然倒下，被查出患有脑部肿瘤。他是一个很难被改变的人。在过去几十年，他的各类疾病化作各种困难，纷纷试图“唤醒”他，可是他一意孤行，仍然维持着喝酒应酬、熬夜加班、暴饮暴食、从不运动的生活。没想到，倒下后的他开始转变，减了 50 斤体重，每天小心翼翼地吃东西。他遵循生机饮食原则，关注身体的各项指标数据，熟练使用各类检测工具，不断改善自己的身体指标水平。他今年 73 岁，仍坚持一周运动 7 次，能做几十个引体向上。

我妈 68 岁，从 2018 年开始运动，陆续解锁了瑜伽、普拉提、力量训练，去年她开始进行拳击训练，今年尝试抱石攀岩。她的肌肉紧实，精力异常的好。她清早 5 点起床学习英语，每天健身，像年轻人一样到处学习，留意自己吃进去的每种食物。

我的父母各有自己的营养补充剂方案，他们熟悉每种营养补充剂对自己身体的作用与价值。虽然他们的学习才刚刚开始，但不得不承认，愿意改变自己的人最可贵。他们都是可爱可敬之人！

谨以此书献给我亲爱的父母，也献给我亲爱的读者朋友，祝福大家与家人一同快乐地开启健康人生之旅，并在这条道路上持续升级。

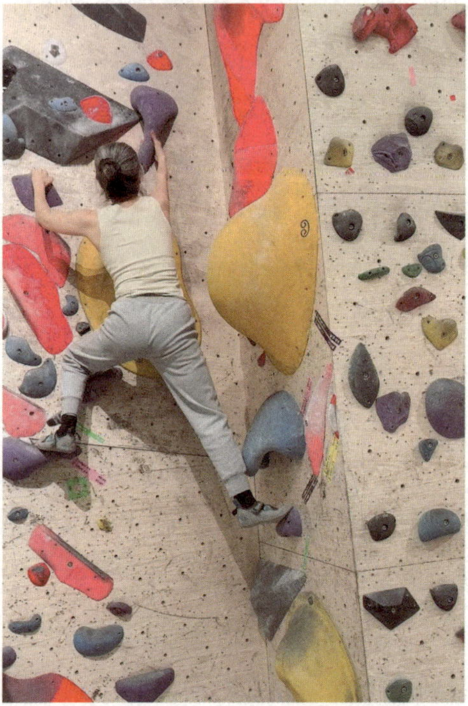

68 岁的妈妈在攀岩